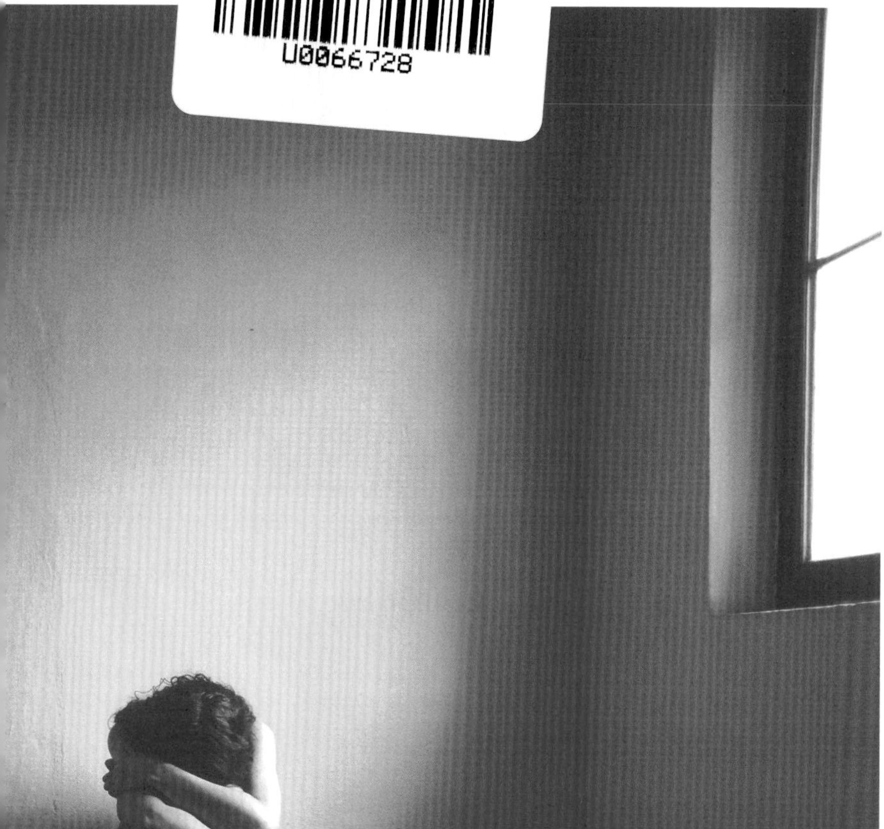

包祖曉 醫學博士◎著

獻給為經常性焦慮、恐懼、情緒、壓力所困擾的現代人。

與自己和解

包祖曉醫師教你換位思考

重新擁抱自己，找回身心靈的平靜與健康

痛苦和不滿是我們心靈旅程的自然組成部分，否定它們就是否定成長。可是，醫藥產業卻借人生中極為正常的苦惱和不滿牟利，研發出一大堆抗抑鬱、抗焦慮的藥物，設法麻痺我們，使我們感覺不到痛苦和不滿。

——威爾．鮑溫

內容概要

本書分三篇，共九章。基礎篇三章，介紹精神官能症的概念、臨床表現及診斷依據、治療現狀及困難點，深入探討精神官能症禪療的可行性、禪學中的人生觀和人性觀、精神官能症的禪學病理觀和病因觀、禪悟和禪定的心理治療思想；正念禪修篇三章，介紹正念禪修的概念、特質、常見誤解、價值，系統化地論述正念禪修治療精神官能症的原理及常用正念禪修方法；智慧療法篇三章，圍繞著精神官能症患者的臨床情況，精選適合治療精神官能症的禪學格言、詩偈和故事，並結合現代心理學和精神醫學知識，進行生動體悟與闡釋。

本書是一部系統論述精神官能症禪學治療的專著，在理論闡述方面，將與精神官能症有關的精神醫學知識、心理學及禪學知識進行整合，力求雅俗共賞；在治療方面，強調實用性和可操作性。適合精神科醫師、心理諮商師、精神科護士、精神官能症患者及家屬、禪學，及心理學愛好者閱讀和使用，也可供一般讀者提昇身心靈健康之用。

目錄

基礎篇

正念禪修篇

智慧療法篇

第7章 用於精神官能症治療的禪門經典語錄

第8章 用於精神官能症治療的禪門詩偈

第9章 用於精神官能症治療的禪門故事

基礎篇

在這個充滿緊張和挫敗的世界裡，我們必須要讓人尋求更高靈性的內心生活，不是去避免痛苦和逃避問題，而是正視赤裸裸的現實，正視人們的平凡普通。

——湯瑪斯・默頓

醫生該能悉知無形的事物。凡是可見的事物應屬他的知識範圍，他該像普通人一樣能夠由症狀來識別疾病。但是，這離成為醫生還很遠。只有當他也瞭解那些無名無形的、非物質的，而且有影響力的事物時，才有資格成為醫生。

——帕拉塞爾蘇斯

所有不同形式的治療都有一項共同的醫療策略，即能為病人提供另一種看待自己、行為以及周圍世界的方式。

——戈爾弗里德

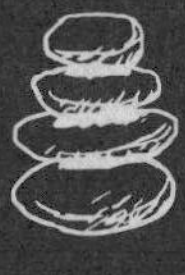

第1章 精神官能症概述

精神官能症是一系列神經機能性疾病的概括，是透過各種理化檢查，排除器質性病變之後的一種功能性疾病，主要表現為精神活動能力下降、煩惱、緊張、焦慮、抑鬱、恐懼、強迫症狀、疑病症狀，或各種軀體不適感。

世界衛生組織根據各國的調查資料推算，人口中的百分之五至百分之八為精神官能症或人格障疾患的患者，是重性精神病的五倍。在各類醫療機構中，精神官能症在就診病人中均占相當高的比例。

與高患病率形成鮮明反差的是，精神官能症的漏診率很高。據估計，百分之九十以上的精神官能症病人從未到精神科診治。因此，充分認識和有效治療精神官能症已成了我們重要的醫學課題和社會責任。

本章將就精神官能症的概念、臨床表現及診斷依據、治療現狀及困難點等方面進行概述。

精神官能症的概念

一、什麼是精神官能症

精神官能症屬於非精神病性障礙，既往亦稱神經官能症，現在多稱為「心理疾患」。《精神疾病分類與診斷標準》第3版（CCMD-3）中把精神官能症概括為：「一組主要表現為焦慮、抑鬱、恐懼，強迫、疑病症狀，或神經衰弱症狀的精神障礙。患者具一定人格基礎，發病原因常與心理社會（環境）因素有關。症狀沒有可證實的器質性病變作基礎，與病人的現實處境不相稱，但病人對存在的症狀感到痛苦和無能為力，認知能力完整或基本完整，病程多遷延。各種精神官能性症狀或組合可顯現在感染、中毒、內臟、內分泌或代謝和腦器質性疾病中，稱為精神官能綜合症。」

著名的精神醫學家許又新教授提出：「精神官能症是一種精神障礙，主要表現為持久的心理衝突，病人覺察到或體驗到這種衝突並因此深感痛苦，且妨礙病人的心理功能或社會功能，但缺乏任何可證實的器質性病理基礎。」

根據這些定義，精神官能症的特點可概括為以下五點：

(1) 意識的心理衝突：病人察覺到自己處於一種無力自拔但又自相矛盾的心理狀態中，感到不能控制（他認為）應該加以控制的心理活動，如焦慮、持續的緊張心情、恐懼、纏人的煩惱、易激怒，或自認為毫無意義的胡思亂想，以及強迫觀念等。簡單來講，精神官能症病人總是跟自己過不去；

(2) 精神痛苦：精神官能症是一種痛苦的精神障礙。沒有痛苦，就不是精神官能症。喜歡訴苦是精神官能症病人普遍而突出的症狀；

(3) 病程多具遷延性或發作性；

(4) 妨礙病人的心理功能或社會功能；

(5) 沒有任何器質性病變作為基礎。

二、容易與精神官能症相混淆的疾病

精神官能症的病名曾引起不少人的誤解與恐懼。容易與精神官能症相混淆的疾病主要有下面幾種。

㈠ 神經疾病

有的人把精神官能症與「神經病」混為一談。「神經病」又稱「神經疾病」，是神經系統疾病的簡稱，指人體內神經系統受損後產生的疾病，以腦、脊髓、周圍神經等的器質性病變為主。例如，頭部外傷引起腦震盪或腦挫裂傷；細菌、真菌和病毒感染造成各種類型的腦炎或腦膜炎；先天性或遺傳性疾病引起兒童的腦發育遲緩；高血壓、腦動脈硬化造成腦梗塞、腦內出血等等。

(二) 精神病

還有一些人常把精神官能症與「精神病」相混淆。廣義來說，「精神病」是精神疾病的簡稱，不只包括重性精神病，還包括焦慮、抑鬱、神經衰弱、癡呆、睡眠障礙等。精神病是指在各種生物學、心理學以及社會環境因素共同作用下，大腦功能失調，導致認知、情感、意志和行為等精神活動出現不同程度的臨床疾病障礙表現。從這一角度看，精神官能症是「精神病」中的範疇，故過去的精神醫學教材常將它稱為輕型精神病。狹義地講，「精神病」往往是指重性精神病（如精神分裂症、更年期精神病、老年性精神病、狂躁症，其表現為精神失常，把主觀體驗和外界客觀現實混為一談，具有幻覺、妄想等精神病性症狀；缺乏認知能力，不會主動求醫；常伴有行為紊亂或衝動毀物行為，不能被社會所接受，工作、學習能力嚴重受損。相反地，精神官能症患者則能保持相當的認知能力，主動要求治療；人格保持相對完整，社會功能未受損害。

(三) 癔症

癔症也稱歇斯底里症，是指一種以解離症（部分或完全喪失對自我身分識別和對過去的記憶，又稱癔症性精神症狀）和轉化症（遭遇無法解決的問題和衝突時產生的不快心情，被轉化成軀體症狀的方式出現，稱作癔症性軀體症狀）為主的精神障礙。這些症狀沒有可證實的器質性病變基礎。本障礙有癔症性人格基礎，發病常受心理社會（環境）因素影響。除癔症性精神病或癔症性意識障礙有認知能力障礙外，認知能力基本完整。

傳統上，癔症被視為精神官能症的一種。也有一派的觀點認為癔症是獨立於精神官能症之外的一個獨立類型。於一九二七年編輯出版的《精神醫學》第九版的分類中即是如此。許又新教授提出，將歇斯底里從精神官能症（不包括歇斯底里的精神官能症）裡區分出來，對歇斯底里症和精神官能症都有好處：在理論上，兩者在定義上的不同界定，將促進病因、病理等許多問題的解決；在實踐上，歇斯底里與詐病的區別、歇斯底里與許多神經科疾病的鑒別診斷、歇斯底里的特殊治療，都將更有效地發展。在CCMD-3的分類系統中，歇斯底里與詐病也是分開的。

(四) 壓力相關症狀

急性心因性反應（或稱急性壓力症）、延遲性心因性反應（或稱創傷後壓力症候群）、適應障礙症等壓力相關障礙，是指一組主要由心理、社會（環境）因素引起異常心理反應，導致的精神障礙，也稱反應性精神障礙，在CCMD-3的分類系統中不屬於精神官能症範疇。

(五) 心理因素相關生理障礙

厭食症、暴食症，以及神經性嘔吐等飲食障礙症，各種心理社會因素引起的非器質性日夜節律睡醒障礙症如失眠症、嗜睡症以及某些發作性睡眠異常情況，性慾減退、陽痿、早洩、性高潮缺乏、陰道痙攣、性交疼痛等非器質性性功能障礙，在CCMD-3的分類系統中也不屬於精神官能症範疇。

臨床表現及診斷依據

一、臨床表現

總體來說，精神官能症的核心表現是焦慮，並屢有繼發性抑鬱。同時經常伴隨某些軀體症狀，較常見的是自律神經功能紊亂，也可發生某些臟器方面的特殊症狀，或是講不清所以然的身體不適。下面介紹幾種常見精神官能症的臨床表現。

(一) 恐懼症

又稱恐怖症、恐怖性焦慮障礙。誘發焦慮的可能是一個容易識別，但現實中並不危險的情境或物體，卻能造成病人對這些情境或物體的迴避，或是帶著畏懼去忍受，其嚴重程度可從輕度的不安直到重度的恐懼。病人的擔憂可能集中表現在個別症狀上，如心悸或感覺暈眩，同時會伴有繼發恐懼，如害怕會死、發瘋。恐懼症又常分為以下三類：

第一類稱為「開放空間恐懼」，表現為不僅害怕開放的空間，也害怕置身於人群，如害怕進入商店、人群或公共場所。有些病人因此而整日待在家中，一些病人因為想到在公共場所處於無助之中，就恐慌不已。

第二類稱為「社交恐懼」，常開始於少年期，核心症狀圍繞在害怕在小團體中被人審視，導致對社交情境的迴避。其表現為害怕在公共場所進食、公開講話或遇到異性等，也可以擴大到涉及家庭以外的任何情境。因害怕而在公共場所嘔吐是這類患者的重要症狀。社交恐懼通常伴有自我評價低和害怕批評，伴隨臉紅、手抖、出汗、噁心或尿急等情況。

第三類稱為「特殊恐懼」，表現為侷限在高度特定的情境，比如害怕接近某種動物，害怕高處、雷鳴、黑暗、飛行、封閉空間、吃某些東西、在公共廁所大小便，以及害怕接觸有某種疾病的人等。

㈡ 恐慌症

恐慌症的基本特徵是焦慮的反覆發作。發作不侷限於任何特定的情境或環境，人們很難預測。突發的心悸、胸痛、哽咽感、頭昏是常見的症狀。一次發作一般僅持續數分鐘，但有時長一些，發作頻率和病程都有相當大的差異。處於驚恐發作中的病人常體驗到害怕、心跳加速、血壓升高、出汗等，致使病人十分急切地想離開他身處的場所。如果這種情況發生在特定情境，如在公共汽車上或置身人群中，病人未來可能再也不去那裡。

㈢ 廣泛性焦慮症

廣泛性焦慮症的基本特徵為對很多東西都有持續的焦慮，患者對日常生活中的一些問題總會無端地過分擔憂，不時擔心未來可能發生的，甚或是不能預料的某些危險，以致提心吊膽、惶恐不安。經常表現在軀體性焦慮症狀上，如自律神經功能紊亂，胸悶、心悸、氣促、頭昏、頭暈、出汗、腹脹腹痛、腹瀉及尿頻等症狀。會有明顯的運動性不安，如坐立不安，甚至搓手頓足，也可見眼瞼、面肌或手指的震顫。常伴有難以入睡、易醒和早醒等睡眠障礙。

(四) 強迫症

強迫症的基本特徵是，在頭腦中反覆出現某個想法（強迫思維），或重複做某個動作（強迫行為）。

強迫思維是指持續地、不受意識控制地進入人的腦海，並導致嚴重焦慮或精神緊張的想法、反應、觀念或衝動。最常見的強迫思維主要與灰塵、污物有關，其他常見的還包括攻擊衝動（如傷害別人）、性幻想（如反覆閃現色情影像）、反覆懷疑（如擔心沒有關好門窗）。普通人偶爾也會產生這樣的想法，但他們大多可以忘記或忽略這些想法；強迫症患者則無法阻止自己的這些念頭。

強迫行為是指個體認為自己必須完成的某些重複的舉動或心理活動。強迫行為和強迫思維之間可能存有聯繫，如強迫症患者會被驅使著將某種行為、儀式動作重複一定的次數，成為一種嚴格的形式，如果不能正確地執行這一動作，他們就會產生強迫思維和強迫行為。但有時強迫思維和強迫行為之間沒有明顯的聯繫。例如，某男孩的強迫思維是反覆擔心自己的眼神看著別人，而他的強迫行為是走路時必須每隔三大步走一小步，上廁所時必須把衛生紙撕成一釐米寬的條狀，然後扔進馬桶沖走；患者不知道這些行為與腦中的強迫思維有關係，他只知道自己必須這麼做。

(五) 身體型疾患

主要特徵為多種多樣、反覆出現、時常變化的軀體症狀。在轉診到精神科之前，症狀往往已經存在很多年。大多數病人有過與綜合醫院長期接觸的經歷，期間有進行過許多次沒有發現異常的檢查或一無所獲的手術。

病人的症狀可能出現在身體的任何部位，但最常見的是胃腸道感覺，如疼痛、打嗝、反酸、嘔吐、噁心等，異常的皮膚感覺，如癢、燒灼感、刺痛、麻木等；性及月經方面不適的情況也很常見。

㈥ 疑病症

病人持續存在某個先入為主的觀念，認為自己可能患有嚴重的疾病。病人有持續的軀體不適，正常或普通的感覺常被視為異常或令人憂心。病人通常只在意身體的一個或兩個器官，患病的堅信程度以及對症狀的描述，在每次就診時通常都有所不同。很多病人，特別是輕症病人，僅在基層醫療保健機構或非精神科的專門醫療機構就診，轉診精神科常會引起他的不滿。同時，某些病人用症狀操縱著家庭及社會關係，損害了社會功能。

㈦ 疼痛障礙

疼痛障礙是一種不能用生理過程或軀體疾病合理解釋、持續而嚴重的疼痛，患者為此感到痛苦，並影響到社會功能。疼痛的發生與心理社會問題或情緒衝突有關。醫學檢查未能發現疼痛部位有關的器質性變化。病程遷延在六個月以上。疼痛可位於體表、深部組織或內臟器官，常見頭痛、腰背痛、慢性盆腔痛等。患者常因疼痛而反覆就醫，服用多種藥物，伴有焦慮、抑鬱、失眠等。以女性多見，發病高峰年齡為三十至五十歲。容易合併鎮定劑或止痛藥物的依賴。

(八) 軀體形式自律神經紊亂

軀體形式自律神經紊亂是一種主要受自律神經支配的器官系統（如心血管、胃腸道、呼吸系統）發生軀體障礙所致的精神官能症樣綜合症。病人除了出現自律神經興奮症狀（如心悸、出汗、臉紅、震顫），又發生了非特異但更有個體特徵和主觀性的症狀，如部位不定的疼痛、燒灼感、沉重感、束縛感、腫脹感，經檢查相關器官和系統無實質性病變。因此，本障礙的特徵在於患者有明顯的自律神經勞累，非特異性的症狀再加上主觀的主訴，並堅持將症狀歸咎於某一特定的器官或系統。

(九) 身體畸形恐懼症（體象障礙）

身體畸形恐懼症主要見於青少年或成年早期，患者堅信自己身體外表，如鼻子、眼睛、嘴唇等部位，存在嚴重缺陷，或變得很難看，要求進行矯形手術；但實際情況並非如此，即使其外貌有輕度變異，也遠非患者認為的那麼難看。這類觀念不為解釋所動搖，帶有明顯情緒色彩；就患者的文化背景而言，此現象可以理解，並不荒謬，因而具有「超價觀念」的特點。患者無其他精神病性症狀，不符合精神病的診斷標準。對這類單症狀病例，治療較難，且預後不佳；有的病例需長期隨訪，最後才能排除精神分裂症或偏執狀態的診斷。

(十) 神經衰弱

神經衰弱的表現形式有很大的個體差異。有些病人用腦後備感疲倦，常伴有職業成就感或工作效率的下降。病人往往會說：「使人分心的聯想或令人不快的回憶闖入腦海中，很難集中注意力，整體思維活動沒有效率。」另外一些病人，在輕微的體力勞動後即感到虛弱和疲乏，伴隨肌肉疼痛和不能放鬆。美國等西方國家，現已取消了這一診斷名稱。

二、診斷依據

雖然目前精神疾病還沒有特異的生物學指標，但隨著研究的深入和發展，精神病學家根據對精神官能症的普遍性認識制定了統一的診斷標準。目前精神醫學界診斷精神官能症常參照二〇〇一年發表的《精神障礙分類方案與診斷標準》第三版中的精神官能症診斷標準。

【症狀標準】至少有下列一項：①恐懼；②強迫症狀；③驚恐發作；④焦慮；⑤軀體形式症狀；⑥軀體化症狀；⑦疑病症狀；⑧神經衰弱症狀。

【嚴重標準】社會功能受損或無法擺脫的精神痛苦，促使其主動求醫。

【病程標準】符合症狀標準至少已三個月。恐慌症則另有規定。

【排除標準】排除器質性精神障礙、精神活性物質與非成癮物質所致精神障礙、各種精神病性障礙，如精神分裂症、偏執性精神病，及情緒障礙等。

治療現狀及難點

精神官能症是一種精神痛苦，對患者的社會功能和社會適應性損害較為嚴重，不當的治療又會引起其他嚴重的情緒障礙和軀體損害，如何對精神官能症進行有效的治療成了醫患雙方共同關注的重點。

一、治療現狀

目前治療精神官能症的方法主要有藥物治療和心理治療兩方面。

精神官能症的藥物治療，主要針對精神官能症可能存在的某些生化及病理變化，半個世紀以來的臨床實踐也確實見證了藥物治療的臨床療效。例如，帕羅西汀、西酞普蘭、文拉法辛等藥治療焦慮症的療效確切；帕羅西汀、氟西汀、舍曲林、氯米帕明等藥治療強迫症具有良好的效果。但是，精神科的臨床經驗告訴我們，抗抑鬱和抗焦慮藥物不像抗生素治癒細菌感染那樣澈底，它們並沒有「根治」問題。即使最有效的藥物，都不是解決「情緒」和「思想」健康問題的理想方法。此外，我們臨床發現，許多精神官能症病人往往迴避自己心理事實和客觀現實，迷信藥物，到處求醫問藥，即使療效不顯，卻抱有「吃藥總比不吃好」或「沒有別的辦法了」的錯誤想法，不僅造成醫療資源的大量浪費，也對身體造成危害。因此，有些心理治療者反對用藥，不無道理。

在心理治療方面，認知治療、行為治療、森田療法，以及精神分析療法等在精神官能症的治療中發揮了重要的作用。例如，姚建軍等人的研究證實森田療法在精神官能症的治療中有實質作用；韓金霞等人應用認知療法對強迫症患者進行治療，並取得了較好療效。但是，我們也要看到，心理治療往往針對的是輕、中度患者，當症狀嚴重或心理干預不適用時，應考慮先使用藥物控制臨床症狀。當然，也可在急性發病期同時應用藥物治療和心理治療，這樣可以加強治療效果，待症狀緩解後，再採用一種治療方式持續治療。

二、治療困難點

精神官能症深深地紮根於相對穩定的人格裡。俗語有云：「江山易改，本性難移。」對於精神官能症的治療來說，「霍然而癒」是不太可能的，即使出現也是表面、短暫的。因此，要想使精神官能症者能長期擺脫「精神痛苦」，有必要在藥物治療和心理治療之外，另外尋找以「自我訓練」為基礎的長期治療方法。

再者，「不識廬山真面目，只緣身在此山中」，精神官能症患者「只活在自己的腦袋裡」，其心理衝突來自於自我否定性壓抑（這是一種意識的心理過程，旨在把某種情慾和觀念從意識領域裡驅趕出去，深埋於潛意識中）。因此，不論採用何種心理治療技術和理論，精神官能症治療的關鍵環節是「不去壓抑」，把「真我」從壓抑中解放出來，重新認識自己和世界。正如M.R.Goldfried所說：「所有不同形式的治療都有共同的臨床策略，即為病人提供另一種看待他們自己、他們的行為以及周圍世界的方式。」對於如何「不去壓抑」，現代心理學中方法不少，但似乎都過於複雜繁瑣，需要每次都在醫生的指導下進行，不方便病人自我修習。

此外，「一方水土養一方人」，精神官能症與社會文化關係較為密切，正如許又新教授所說：「患病行為是文化的函數」。目前心理治療基本是引進西方理論、模仿西方模式，深受西方文化與社會習俗的影響。雖然設計較嚴密、手段先進、實證性強，但這些成果的可信度和可行性卻都有一定的地域限制。因此，如何運用與東方的文化相切合的心理治療方法，是精神官能症治療與康復過程中的另一困難之處。

第2章 精神官能症禪療的理論基礎

精神官能症患者的痛苦源自於心理衝突，而這種心理衝突又根植於精神官能症人格（衝突人格）。這類衝突人格者常表現出：

(1) 感到控制不住自己的情緒和思想，同時又覺得非控制住不可；
(2) 由於自我強求或愛面子而感到持續的精神緊張而無法放鬆；
(3) 經常後悔，卻悔而不改，老是重複同一水準或同類型的錯誤；
(4) 對未來沒有信心，卻絕不甘心；
(5) 模糊而強烈的委屈感；
(6) 完美主義；
(7) 不安全感，缺乏照顧自己的能力；
(8) 自卑與自大衝突，造成過分爭強好勝或對自己的道德水準評估過高，自負於自身道德觀念強和富於正義感；

(9) 迴避行為；

(10) 不能堅持自我，過度需要他人認可；

(11) 過度的控制慾；

(12) 壓抑情感；

(13) 缺乏人生意義和目標。

綜觀禪學典籍可發現，禪學主要探究的是：生從何處來？死往何處去？要發掘出生命的基本，永恆不變的那個因素是什麼？要把捉到自己生命的永恆相，要發掘出自己原本的心，最初是什麼樣的形態？要求證出何以「光明解脫的佛祖和煩惱愚昧的眾生是平等的」？什麼是自他不二？我和你明明是兩個人，我要掏你口袋的錢，你會向警察局報案，為何稱為自他不二？這些都是生命的問題，生命本質的問題。簡單地說，禪學是生命之學，研究的核心問題是「人生」和「人性」問題。

在某個程度上來說，禪學似乎是專門為精神官能症患者消除痛苦、擺脫其衝突人格而設置的。下面將從精神官能症禪療的可行性、禪學中的人生觀和人性觀、精神官能症的禪學病理觀和病因觀等方面，對精神官能症禪療的理論基礎作進一步論述。

禪療的可行性分析

宗教長期以來在穩定社會秩序、安定人心上有過舉足輕重的客觀作用。在現有宗教中，佛教是亞洲信眾最多的宗教，它根深葉茂，源遠流長，義理精深，影響巨大，綿延至今。佛學傳入後和原有的文化思想相接觸，不斷融合，不斷發展，成為人們精神財富的重要組成部分。千百年來，民族文化、民族心理深深地烙著它的印跡，人們的軀體、意識都或多或少地沉澱著其不同程度的影響。正如葉小文教授提出：「隨著時代的發展，在構建和諧社會的過程中，佛教所具有的深刻和諧思想與和平理念，能在緩和人與自然、人與人之間的緊張關係，促進社會和諧等方面發揮獨特作用。」

自六〇年代起，隨著人本主義心理學的崛起，西方心理治療界對禪學產生了濃厚的興趣。發源於日本的「森田療法」與「內觀療法」，和近年來受到重視的「正念減壓療法」、「正念認知療法」與「辯證行為療法」等，都是以禪學的理論與方法為基礎。禪學在心理治療中的作用有如游乾桂先生在《心靈醫師》中所說：「這些年來，東方的心理治療開始出現一股『尋根』的熱潮。日本鈴木大拙的禪宗治療，得到西方心理學者如弗洛姆、榮格等大師的稱許，終於有了一點起色。一九八〇年之後，東方的心理學終於進入西方心理學教課書中。」

現代研究發現，基於正念的減壓療法（MBSR）和正念認知療法（MBCT）不僅用於高壓力人群，如慢性疾病兒童的照顧者的減壓，也用於焦慮症、抑鬱症、飲食疾患以及強迫症等心理疾患的治療，還用於長期慢性疼痛、癌症、中重度乾癬等軀體疾病的康復治療；辯證行為療法（DBT）對邊緣人格疾患患者（BPD）具有良好的治療效果。此外，快速眼動減敏與歷程更新療法（EMDR）產生療效的機制，同樣誘發「正念」狀態，讓患者能夠採取一種不批判的觀察者視角對待各種身心反應。

因此，儘管禪學脫胎於佛教，但早已超越了宗教，變成一種快樂生活的藝術及高級的心理治療方法。正如精神醫學家貝諾瓦所說：「禪非宗教，而是一種為實踐而成立的睿智，一種當代文明可用作範例，以擺脫焦慮而達到和諧平靜生活的體系。」

美國心理學家C．羅伯特．克勞寧格提出：「我發現有兩個基本的謬誤阻礙了幸福學的進展，它們分別是二元論與還原論。」所謂二元論是指笛卡兒學派將軀體和思想分開，還原論是指亞里斯多德學派將思想還原到對軀體感覺的運算處理上。在C．羅伯特．克勞寧格看來，這種基於二元論與還原論的幸福觀會導致概念矛盾——「真正」的幸福可能只是虛幻而不是對現實的感受。而幸福唯一恆久不變的源泉是對存在之普遍統一性的認識。也就是說，德行本身就是對生活的報答，而名譽、榮耀、金錢等外在滿足，只是企圖以間接、不恰當方式獲得幸福。此觀念與禪學中的「存在之普遍統一性」（以整體的感知為特徵）和「直覺思維」（沒有推理的即刻覺察）一致。

禪學中包含有精神分析、認知治療、行為治療、矛盾意向療法等多種心理治療理念和技術。許多禪修方法能將潛意識的內容意識化，有助於把「真我」從壓抑中解放出來，並且適合精神官能症患者長期的「自我訓練」。可以說，「禪療」是有效的解脫之道，能幫助精神官能症患者「正念」地、「智慧」地活在「此時此地」之中。

禪學中的人生觀和人性觀

一、禪學中的人生觀

(一)人生本苦

禪學認為，世間的萬事萬物都是因緣和合而生的，一切都處於生長流轉、變化無常當中。由於眾生不能自我主宰，常為無常所累，沒有安樂，只有痛苦。人世間猶如火宅苦海，人的生命過程充滿了無限的痛苦，苦構成了禪學人生觀的基本內容。釋迦牟尼在初轉法輪時，曾對苦做了詳細的說明：「云何苦聖諦？謂生苦、老苦、病苦、死苦、怨憎會苦、愛別離苦、所求不得苦、略五盛陰苦。」

人作為一種生物有機體，必然要受到「生、老、病、死」這一自然法則的限制；人是社會群體中的一員，自然避免不了人際關係當中的「怨憎會、愛別離」；人活著，只要有所求，就不可能不遭遇「所求不得」。所有這一切都令人苦不堪言，即所謂的「三界皆苦，無可樂者。」

遺憾的是，我們經常沒有覺知到自己的痛苦，甚至誤把輕微的痛苦當成快樂。還有，假如劇烈痛苦的程度降低了，儘管依然是痛苦，我們卻把這種減輕痛苦稱為快樂。不明白痛苦的本性，你就不會留心造成痛苦的起因，直到痛苦嚴重到被認出來，無法挽回的時候，你便註定承受劇烈的痛苦。

人們會設法擺脫嚴重的痛苦，但是他們選擇的方法往往只是另一種痛苦的偽裝。例如，許多人為了擺脫失戀的痛苦，就急忙地投入新的戀情中，誤以為這個新的痛苦是快樂，直到再次發生悲劇時才明白，卻已經太晚了。我們經常一而再、再而三地經歷不同劇本的同一類事情，每次都認為這一次應該是快樂而不是痛苦，但每一次我們都會失望。就像那些症狀模糊卻擴散快速的癌症一樣，在診斷出來的時候，你已經完蛋了，但是你仍然試用一切可能的治療方法，心中的希望就如同股票市場一樣跌宕起伏。接著，治療方法變得甚至比疾病還讓你痛苦。直到最後，你根本不知道到底是疾病要了你的命，還是治療要了你的命。

再比如，有一天你在一座美麗的公園裡玩，心情不錯，但不知什麼原因，一絲憂愁掠過你的腦海。或許是因為沒吃午飯的饑餓感所致，也有可能是突然憶起了一個煩惱。幾分鐘之後，你的情緒可能開始消沉。一旦你發現自己精神萎靡不振，便會開始自我檢討：這是怎麼了？今天天氣這麼好，公園也美麗，我一定要快樂起來。請思考一下這個問題：我一定要快樂起來。現在，你的感覺如何呢？快樂了嗎？很有可能不僅沒有快樂起來，心情反而更加糟糕了。這是因為你將注意力放在你目前狀況與期望目標的差距上，而你對差距的關注進一步強化了差距的嚴重性。你的大腦認為，這種差距是一個需要解決的問題。對你的心情來說，這種心態極為有害。由於你的思想、情感和身體感受之間存在著非常複雜的相互影響，不久，你可能開始沒完沒了地問自己：我今天怎麼了？我應該快樂，為什麼卻總是心神不寧呢？

這兩個例子均是禪學三苦中的壞苦（追求看起來像是快樂的痛苦）。另兩種苦分別為苦苦（遭受到苦事而感覺痛苦）和行苦（事物遷流無常、不能久留而引起的痛苦）。

因此，無論科學怎樣發達，社會怎樣進步，生存會永遠與「苦」為伴。無論是達官顯貴，還是平民百姓，面對「生老病死、怨憎會、愛別離、求不得」這樣的客觀事實，每個人無一例外地都會體驗到苦。

需要注意的是，我們不能據此而斷定禪學對於人生「一切皆苦」的解讀是悲觀的。因為，佛陀在提出「苦諦」的同時，還提出了集諦（痛苦的成因）、滅諦（痛苦的止息）和道諦（道的真理）三諦。

集諦對於停止製造病因非常有用，顯示了預防勝於治療的思想。

滅諦提示我們的痛苦並非真實存在。這與馬克．吐溫的觀點一致：「我的人生是一系列的悲劇作品，但沒有一齣真實上演。」假如痛苦真實存在於你之內，那麼你就永遠無法除去它。因為，它是你天生的一部分，任何停止痛苦的企圖都是沒有意義的，你只能去掉非本質的暫時性污染，不論頭痛還是憂慮，都不是你。換句話說，佛陀教導的滅諦就是：病不是你，你也不是病。明白了這一點之後，治療時首先必須堅信痛苦並非自己本性的一部分，然後再藉由其他方法除掉痛苦。

道諦是佛陀所開的處方，它能讓我們的疾病消失，第二篇中的正念禪修以及第三篇中的智慧療法即屬道諦範疇。

總之，「人生本苦」的意思不是像大多數人所想的：「生命是痛苦」，而是提醒人們要「知道痛苦」。詩人艾倫．金斯堡也說：「苦難本身並不可怕，由苦難而生的怨恨才是真正的痛苦。」日本禪師樺島勝德在與老毛病哮喘和諧共處過程中領悟到：「能承受住病痛的苦楚，也是健康的一種表現。」這兩種說法可謂是禪學中「人生本苦」人生觀的最好詮釋。

(二) 無我

禪學中的「我」為梵文阿特曼（Atman）的意譯，在印度最古老的典籍《梨俱吠陀》中「我」具有「呼吸」和「本質」等意義，引申為自在者、自作主宰者，指人的自我意識或意識的主體。「無我」也稱「非我」、「非身」。禪學根據緣起理論，認為世界上一切事物都沒有獨立的、實在的自體，即沒有一個恆定主宰的「自我」（靈魂）的存在，此即「人無我」；「法無我（法空）」則認為一切法都由種種因緣和合而生，不斷變遷，沒有恆常的主宰者。可以說，「無我」是佛教心理學的核心特質。正如梁啟超先生所說：「『無我』二字是佛教心理學區別於其他心理學知識體系的特色。」

禪學認為，一般人所認定的「自我」，和外道所堅持的「實我」是根本不存在的。他們所說的「我」，不過是把「意識相結集起的統一狀態」認為實體，且妄執這一實體就是「我」。在禪家看來，心理狀態本是變遷無常的東西，怎麼會「有體」？也如梁啟超先生所說：「所謂吾人所認為我者，不過心理過程上一種幻影，求其實體，了不可得」。那麼，我們所能看到的「我」究竟是什麼呢？

舉個例子來說明，汽車由許多零件組成，但我們不能把輪胎稱為汽車，也不能把外殼稱為汽車，更不能把方向盤稱為汽車……與此類似，「自我」是對於一個或多個連續現象所做的識別標示。一般來說，禪學認為眾生是由稱為五蘊的五組連續現象所組成。五蘊分別是：(1)色蘊，這是指肉體，各種不同的元素結合成器官和身體組織；(2)受蘊，包括樂受、苦受和不苦不樂的捨受；(3)想蘊，這是指對於色、聲、香、味、觸、法的概念；(4)行蘊，由心靈的衝動所組成，例如喜悅、快樂、決心、強迫、專注等；(5)識蘊，指包括六種感官心識在內的意識。

如果五蘊之中能找到任何永恆堅實的東西，那麼就可以相信「自我」是存在的。但是，如果像分析汽車一樣去分析組成「自我」的五蘊，我們絕不會發現其中有任何東西可能被稱為是「自我」的本質或基礎。因為：(1)我們的身體、心理、感受、想法一直都在變，其中的任何一項都不能作為自我不變的本質或究竟的根本；(2)就像「自我」一樣，五蘊本身也是組合而成的，裡面並沒有任何實體可以拿來確定地說它就是心，它就是身體，它就是感覺等等；(3)五蘊的本質為空性，當人說「我」的時候，他所指的是沒有真實基礎的東西。

因此，在禪家看來，「自我」是根本無明，它是真實的一種錯覺；凡是從「自我」生起的一切，一定都是無明與錯覺。從這一角度看，笛卡兒的「我思故我在」就是把自我中的「識蘊」作為自我存在的實體，這是一種錯覺。

需要注意的是，禪學中的「無我」觀，不是簡單的否定「自我」，而是「假我非無」與「實我非有」的辯證統一。所謂「假我」，亦稱「俗我」、「小我」，即分別你我他的自我。假，意謂假借、方便之說，假我即非形而上真常實有的實我，而是普遍認知所說的「我」，也就是禪家所言世俗諦之「我」，亦即西方心理學所研究的「自我」。相對於假我的「真我」，是勝義諦之「我」，具有常、樂、我、淨等特性，是可擔當起自在主宰功能的真正自我，大乘經中稱之為「大我」、「真我」。《涅槃經》云：「一切諸法悉無有我，而此涅槃真實有我。」但要注意的是「真我」、「大我」亦是假名，此名借以稱呼一種熄滅自心所起的煩惱而證得的自我境界，故涅槃大我雖名為我，其實質仍是「無我」。即「有大我故，名大涅槃。涅槃無我，大自在故，名為大我。」這就是「實我非有」。

其實，禪家也從未否定「假我」的存在，只是為了破除人們的我執以及由於我執產生的諸種痛苦，才說「假我」並非「實有」。「假我非無」與「實我非有」是自我本質的一體兩面，佛家建立正確自我意識的基本路徑，是從認識、改造、完善假我入手，然後再觀修無我而實現真我。正如陳兵所說：「先解決自我意識上的問題，達到相當成熟的層次後方宜觀修『無我』」。就連美國心理學家也認為培養健全的自我與發展真我應並行，須先瞭解、釋放有缺陷的自我，明白自我防衛和他人的希望如何遮掩我們的真我，讓心從恐懼、迷惑、憤怒中釋放，進一步發展人格、智慧、悲憫。陳兵先生提出：佛學高唱無我，也是從真諦的角度破除眾生執假我為真的執著而發，並不否定世俗意義上的、個體人格意義上的自我（俗我、假我）。

總之，禪家的「無我」並不一定代表自我不存在，而是為了破除人們固執地捉住這個實有的我不放，而陷入諸多煩惱。因此，我們要拒絕的是「自我執著」，而不是「自我」。故《金剛經》說：「如來說有我者，即非有我，而凡夫之人，以為有我。」帝洛巴（印度噶舉派開山祖師）也提出：「並不是現象迷惑了你，迷惑你的是對現象的執著。」

此外，我們還需避免對禪的一個錯誤理解，以為禪修的目標是要除掉「自我」。其實，禪學真正教導我們的是：我們沒有什麼需要除掉的。因為根本無所謂存在或不存在，有的只是我們認為「自我」存在的幻覺，我們相信並緊抓著這種幻覺，以為它是真的。

㈢ 無常

與苦、無我一樣，無常也是佛教教義三法印之一，是指世界萬有（一切事物和思維概念）都是生滅變化無常的。無常是宇宙人生一切現象的真理，宇宙世間一切事物沒有一樣是靜止的，既然是動的，就是「無常」。

根據禪學觀點，世界上唯一能夠確定的事是：「一切都是不確定的」。換句話說，無常只是一個現實的情況，並無所謂好或不好。我們卻把它看作不好的事情。人死了，是無常；生病了，是無常；杯子破了，也是無常。其實我們所看到的都是非常粗顯的，例如一個人活了八十年，我們也花了整整八十年才知道他是無常的。我們心裡都明白世間的一切皆在剎那變化著，但是我們仍然執於恆常不變的現象。對於所喜歡的東西，希望永遠擁有它，並從它那裡得到某種滿足、快樂；也希望自己不會變，因為變表示會老、會死，而我們希望自己不會老、不會死。

我們希望的變或不變，會隨著年齡而有所改變。小時候，希望自己快點長大；好不容易挨了一年又一年，到了某個年齡時，卻又希望自己不變，永遠活在最美好的時刻，永遠過著充滿活力、充滿希望的人生。其實我們心裡都明白這是不可能的事，卻仍想盡辦法要留住青春：皮膚出現皺紋了，去美容；有了幾根白頭髮，就好像天要塌下來了似的，忙著把白髮染黑；偶爾心跳加快、胸悶，就擔心會否得了冠心病；不小心吃壞肚子，就擔心是否患上了腸癌等等。這或許也是「養生」大行其道的原因之一。

世間是無常的，我們卻無法接受這一個事實，想盡辦法要讓身體保持不變，將各種保養品、化妝品等化學藥品往臉上塗抹，把各種所謂的營養品往胃裡塞，隔三差五、有事沒事地到醫院做全身檢查等等。但如果看看鏡中的自己，我們就會發現，無論如何保養，這個「我」其實早已隨著時間的流逝而改變了。去年還不見蹤跡的皺紋，或許現在已經出現了，也許戴上了老花眼鏡，也許頭髮已經變了顏色，甚至根本已經禿頭了。從分子層面來說，我們體內的細胞不斷在代謝，老化的細胞會死去，新的細胞會誕生。

如果我們向內看，就會發現，變化最快的是自己的「心」（念頭）。因此，如果有人對你說「我對你的心永遠不變」，請不要相信，因為在他講的當下，他的心已經在變化了。故《金剛經》提出：「過去心不可得，現在心不可得，未來心不可得。」

如果我們對生命個體有如此透澈的剖析，就會抱持「有的話很好，沒有也無所謂」的態度；就不會對自己提出不合理的要求，不會要求自己青春永駐，或要求永遠擁有一切美好的東西，當然也就不會怕生病和怕死亡了。正如日本鈴木俊隆禪師所說的：「當我們瞭解無常的真理，並在其中找到靜定時，就會發現自己在極樂世界中。」

總之，無常的概念並非預言世界末日或天啟，它也不是對人類罪惡的懲罰；它沒有本具的正面或負面，只不過是事物因緣和合的過程之一部分。明白了無常的道理，接受了無常的觀念，實踐無常於每一個時刻，生活將會截然不同。正如著名的一行禪師提出：「一朵花凋謝時，我們不會哭，我們已知道它是無常的。如果我們練習對無常的本性保持覺照，就可以少受些痛苦，多享受些生活。」當代西方禪學大師淨香．貝克也說：「無常只是完美的別稱。」

㈣ 平常心

所謂「平常心」，就是在日常生活之中能放下執著，不思量、不計較，無心於任運，自由自在的人生態度。馬祖提出：「道不用修，但莫污染。何為污染？但有生死心，造作趣向，皆是污染。若欲直會其道，平常心是道。何謂平常心？無造作、無是非、無取捨、無斷常、無凡聖……只如今行住坐臥，應機接物，盡是道。」這個「平常心」的觀點，此後許多禪師都有論及。例如，長沙景岑解釋「平常心」時說：「要眠即眠，要坐即坐；熱即取涼，寒即向火。」無門慧開頌曰：「春有百花秋有月，夏有涼風冬有雪；若無閒事持心頭，便是人間好時節。」黃檗希運禪師在《宛陵錄》中也云：「一切聲色盡是佛事，若學道者不即不離，不住不著，縱橫自在，那麼，行住坐臥，語默動靜，皆為道場。」

有關「平常心」的案例，禪學典籍中有大量的記載，下面試舉數例。在《景德傳燈錄》卷六記載了大珠慧海禪師辯駁有源律師的事例。有源律師來問：「和尚修道，還用功否？」師曰：「用功。」曰：「如何用功？」師曰：「饑來吃飯，睏來眠。」曰：「一切人總如同師用功否？」師曰：「不同。」曰：「何故不同？」師曰：「他吃飯時不肯吃飯，百種需索；睡時不肯睡，千般計較，所以不同也。」律師杜口。世俗之人「吃飯時不肯吃飯，百種需索；睡時不肯睡，千般計較」，而具有「平常心」之人在日常的行住坐臥之中，「饑來吃飯，睏來即眠」，不起分別心，內不著空，外不著相，保持自自然然的狀態。用白話文解釋就是：具有「平常心」之人無時無刻活在「正念」之中。

又如，有弟子問：「什麼是求道者的用心處？」水陸禪師答：「一用心就錯。」弟子又問：「那不起一念時又如何？」水陸禪師答：「沒用的東西。」有心理困擾而尋求治療無異於求道，它吊詭的是，你越用心就離目標越遠。譬如失眠，躺在床上睡不著，你越費心提醒自己趕快入睡，越輾轉反側，數的羊越多，反而越睡不著。而命令自己什麼都不想（不起一念）也沒有用，因為「什麼都不想」是努力在壓抑，那也是一種用心，越想「什麼都不想」，就越會胡思亂想。

再如，有人問：「寂寞無依時該怎麼辦？」南台禪師說：「就讓它寂寞無依。」

他曾作了一首有名的偈子曰：「南台靜坐一爐香，終日凝然萬慮亡；不是息心除妄想，只因無事可思量。」為了擺脫寂寞無依，不少人就往熱鬧人多的地方跑，但因無法融入，結果更加深了寂寞無依的痛苦感覺。這跟失眠、焦慮等症狀一樣，越用心就越錯。

總之，「平常心」其實就是佛性，就是自然，只要「不去污染」就好了。寂寞無依有什麼不好？就讓它寂寞無依；睡不著有什麼關係？就讓它睡不著。一旦你接納了它，它就不再是困擾你的問題，你也就超越了它。這裡的「不去污染」頗似老子提出的「無為」，都是教導人應「順其自然」，以無執著的心去作為，不要妄為。正如牛頭法融禪師所說：「汝但任心自在，莫作觀行，亦莫澄心，莫起貪嗔，莫懷愁慮，蕩蕩無礙，任意縱橫……往往坐臥，觸目遇緣，總是佛之妙用，快樂無憂，故名為佛。」曹溪退隱《禪家高抬貴手》提出的「綠草青山，任意逍遙，魚村酒肆，自在安眠，年代甲子總不知，春來依舊草自青。」也是這一意思。

二、禪學中的人性觀

㈠ 本性是佛與見性成佛

慧能提出：「三世諸佛、十二部經，亦在人性中本自具有」，「本性是佛，離性無別佛」。可見，人性與佛性是內在同一的，離開人性談佛性，無異於空中樓閣，因為「佛」就是人自己的本性。因而慧能又說：「人人皆有佛性」，「佛是過來人，人是未來佛。」既然佛性是人性，為何有佛與人的區別呢？

慧能認為這一區別即在於自心的覺與不覺、悟與不悟、念與不念。自心如果不覺悟，就像烏雲蔽日一樣，使日月失去光明，這就不能「見性」。因此要自除迷妄、撥雲見日，使內外明澈，才能自現本性而成佛。所以，佛不在彼岸，不是遠不可及，它就在個人的心中。換句話說，「成佛」就是恢復人性的本來面目（佛性）。正如慧能在《壇經》裡提出：「但見本源清淨，覺體圓明，即名見性成佛」；「我本元自性清淨、善知識，於念念中，自見本性清淨，自修自行，自成佛道」；「直指人心，見性成佛」；「若識自本心，見自本性，即名丈夫、天人師、佛」。

說了那麼多，可能大家對「佛性」還是不夠清楚，下面這個《橘子》的故事可以充分地說明「本性是佛」：

一個殺人犯亡命逃竄了整整一年，來到小鎮時已經衣衫襤褸。饑渴難耐的逃犯在一個水果攤前久久不想離開，攤上的橘子深深誘惑著他。但是他已用完了身上所有的錢，不知該怎麼辦：是乞討還是搶劫？逃犯慢慢把手伸向身上攜帶的尖刀。

就在這時，一顆大橘子忽然出現在心神不定的逃犯面前。逃犯感到有些意外，握刀的手不由自主地鬆開。原來，攤主已注意逃犯好久，猜測他是想吃橘子而沒有錢，便拿了一個遞給他：你吃吧，不要錢的。逃犯猶豫了一下，接過橘子，大口吃了起來，而後什麼也沒說就離開了。

三天後，逃犯又來到那個水果攤。這次沒等他開口，攤主就拿起幾顆橘子塞給他。同上次一樣，逃犯吃過橘子又匆匆離開。晚上攤主準備回家時，發現水果邊放著一份不知哪個顧客遺忘的報紙，展開一看，大吃一驚。原來上面大幅刊登著通緝令，懸賞三萬元給提供線索者，而刊登的逃犯照片酷似他送出橘子的那人。理智最終戰勝了憐憫，攤主撥通了警察局的電話。

員警連續幾天埋伏在小攤周圍。三天後，逃犯果然又出現了，這次他打扮得與照片上一模一樣。不過，他似乎覺察到了什麼，緊張注視著攤主的一舉一動，沒有進入員警的包圍圈。攤主與員警的心提到了嗓子眼，因為街上人來人往，一旦逃犯發覺員警的存在，就會很快消失在茫茫人海中。而且他身上可能有刀，隨時可以挾持人質，後果不堪設想。

終於，站立許久的逃犯有了行動。但出人意料的，他緩緩掏出身上所帶的尖刀，扔在地上，並坦然舉起雙手。員警蜂擁而上，沒費吹灰之力便將逃犯制伏。戴上手銬的逃犯忽然說：請等一等，讓我與水果攤老闆說句話。在員警的裏挾下，逃犯來到驚魂未定的攤主面前，小聲地說了一句話：那張報紙是我放在那裡的，然後掛著滿足的微笑走上警車。攤主連忙仔細查閱那份報紙，發現反面還寫著幾行小字：我已經厭倦了東躲西藏的流亡生涯，謝謝你的橘子，當我在為選擇怎樣結束自己的生命而猶豫不決時，是你的善良感動了我。舉報酬勞三萬塊錢就算是我的報答。

「見性成佛」的過程有如珍妮佛．沃爾伍德在詩《無條件》中所寫：

願意體驗孤獨，我發現萬物相關；

面對惶恐，我發現內心有位勇士。

擁抱失落，我就擁有了整個宇宙；
歸於虛空，我卻擁有了無盡的富足。
我逃避的，在追逐我；
我迎接的，在改變我。
而它自己，化作璀璨的光芒，如珍珠般絢爛生輝。

(二) 自性清淨與本性具足

慧能在《壇經》中多次提到人的「自性清淨」，例如「何期自性本自清淨」、「我本元自性清淨、善知識，於念念中，自見本性清淨，自修自行，自成佛道」、「世人性本清淨，萬法從自性生」、「清淨法身，汝之性也」、「但見本源清淨，覺體圓明，即名見性成佛」。這裡的「自性」是指人的本性，就是我們本來的樣子，即人先天具有的能夠成佛的本性；「清淨」是相對污染、煩惱、妄念、迷惑而言，清淨性是指清淨的、潔淨的性，是無污染、無煩惱、無妄念、無迷惑的性。因此，「自性清淨」的意思是指每一個人的當下本心，其本性都是無煩惱、無妄念、無迷惑的，是清淨、潔淨的。

這個「自性」有如諾貝爾文學獎得主德里克．沃爾科特所寫的《愛後之愛》中「愛你一生的陌生人」：

這一刻終將到來。
當你充滿喜悅地，
在自己的門前，在自己的鏡子裡，
歡迎自己的到來，並為此與自己相視而笑。
你說「坐下來，吃吧。」
你會重新愛上這個陌生人——曾經的自己。
來點酒，來點麵包，把你的心交給他。
交給那個愛你一生的陌生人。
你曾經為了另一個人而忽視過的那個人，瞭解你內心的人。
從書架上取下那些情書，那些照片，那些絕望的筆記，
從鏡子裡剝下自己的影子，
坐下來，享受你的生命盛宴。

「本性具足」出自《六祖壇經》中的「何期自性本自具足」。「本性具足」的「本性」指本來性質，即上文的「自性」。「具足」指具備、圓滿，無有缺陷。「本性具足」是指人性本來就具備圓滿清淨；人性本來就具備成佛的可能性。這就把對佛的崇拜轉為對人自身的

崇拜，從而肯定了人自身在人格完善中的作用。禪學研究者方立天據此認為，禪是一種超越善惡應然判斷的至善論，提出：「這樣，自性作為人性內在完美的心性實體、道德實體，帶有一種抽象的本質論形態，而其實質是一種先驗的性善論」。方氏的觀點與王維「其教人始以性善，終以性善，不假耘助，本其靜矣」的認識一致。

下面舉一則故事《眼淚》來說明禪學中的「本性具足」：

有一個罪犯，坐過牢，之後又殺了人，窮途末路之際，他又去搶銀行。搶劫時遇到兩位女子拼命反抗，他把其中一位殺了，另一位被劫持上車。有人報了警，警車越來越近，他劫持著這名女子狂逃，把車都開飛了，撞了很多人，壓壞了很多小攤。這個被劫持女子剛滿二十一歲，父母雙亡，只有一個哥哥，才剛就職，為了這份工作，她拼命讀書，畢業後沒錢送禮，是她哥賣了血供她上學、為她送禮。她想她真是命苦，剛上班沒幾天就遇到了這樣恐怖的事情，怕是沒有生還的可能了。

最後，罪犯被員警包圍，所有的員警要他放下槍，不要傷害人質，他瘋狂地喊著：「我身上背好幾條人命了，橫豎都是死，無所謂了。」說著，他用刀子在她頸上劃了一刀，她的頸上滲出血滴。她流下眼淚，知道自己碰到了亡命之徒，自己生還的可能性不大了。「害怕了？」罪犯問她。她搖頭，「我只是覺得對不起我哥。」

「妳哥？」「是的。」她說：「我父母雙亡，是我哥把我養大，他為我賣過血，供我上學，為了我的工作送禮，他都二十八歲了，還沒結婚呢，我看你和我哥年齡差不多呢！」劫匪的刀子在她脖子上落下來，他狠著心說：「那妳可真是夠不幸的。」

圍著他的員警繼續喊話，他無動於衷，她繼續說著她哥。他身上不僅有槍，還有雷管，可以把這輛車引爆，但他忽然想和人聊聊天，因為他的身世也同樣不幸。他的父母早離了婚，有個妹妹，妹妹也是他供著上了大學，但他卻不想讓他妹妹知道他是殺人犯！女子和他講著小時候的事，說她哥居然會織手套，在她十三歲來月經之後曾經去找一個二十多歲的女孩子幫她，她一邊說一邊流淚。他看著前方，看著那些喊話的員警，再看著身邊講述的女孩，他忽然感覺塵世是那麼美好，但一切已經來不及了。

他拿出手機，遞給她，「來，打個電話給妳哥吧。」她平靜地接過來，知道這是和哥哥最後一次通話了，所以，她幾乎是笑著說：「哥，在家呢？你先吃吧，我在公司加班，不回去了。」這樣的生離死別竟然被她說得如此家常，他的妹妹也對他說過這樣的話。看著這個被自己劫持的人，聽著她和她哥哥的對話，他伏在方向盤上哭了。「妳走吧！」他說。她簡直不相信自己的耳朵。「快走，不要讓我後悔，也許我一分鐘之後就後悔了！」她下了車，走了幾步，又回頭看了他一眼。

她剛走到安全地帶，便聽到一聲槍響，回過頭去，她看到他倒在方向盤上，劫匪飲彈自盡了。很多人問過她到底說了什麼讓罪犯放了她。她說：「我只說了幾句話，我對我哥說的最後一句話是，『哥，天涼了，你多穿點衣服。』」但她沒有和別人說起劫匪的眼淚，說出來別人也不會相信。

㈢ 心生萬法與自在解脫

禪學認為天地、宇宙、萬事萬物皆由「心」（意識）決定，「心」是宇宙一切現象的本體。如《大乘起信論》說：「三界虛偽，唯心所作，離心則六塵無境界」；「心生則種種法生，心滅則種種法滅」；「三千念在此一心……介爾有心，即具三千。」因此，人的行為由「心」來支配，而不受外界影響，人生的解脫即在於心的覺悟。海空法師說：「一切唯心造，萬法由心生，離心難悟道、心外玄妙語，如月水中照，若能明自心，方是道中道」。《壇經》中也有記載：「自性能含萬法是大，萬法在諸人性中，若無世人，一切萬法，本自不有，故知萬法本自人心，一切經書，因人說有」，「外無一物能建立，皆是本心生萬種法」。換句話說，世界是人心建構的世界，世上的事物因人心的存在才被斷為「有」和「無」。

禪學中有一則公案充分地說明了這一點：時有風吹幡動，一僧曰風動，一僧曰幡動，議論不已。慧能曰：「不是風動，不是幡動，仁者心動。」即萬物因心而異，心生萬法。《紐約郵報》曾刊登了一封愛因斯坦的信：「宇宙是一個整體，個人只是這個整體中的一部分，是在時間和空間上被限制的一個部分。人們有自己的經驗、想法和感受，認為自己和其他東西彼此脫離，毫不相干，但實際上這是一種意識層面的視覺假象……」可謂對「心生萬法」作了很好的注解。

「自在解脫」出自《六祖壇經》。慧能謂：「見一切法不著一切法，遍一切處不著一切處，常淨自性，使六賊從六門走出，於六塵中不離不染，來去自由，即是般若三昧自在解脫」。所謂「自在解脫」是指超越精神或自由境界。「超越」是指突破某種有規範的現實存在狀況，也就是一種「進取」的精神，這種「超越」和「進取」並不意味著不斷的索取和對結果的終極追求，而是強調在精神層面上提升自我、追求自我實現的過程。自由境界是指「自然」的境界，與「平常心」一致。

下面從丹霞天然禪師的兩則故事來看看禪學「自在解脫」的人性觀。

丹霞原習儒業，應科舉途中偶遇禪僧，於是轉入佛門。一次參訪馬祖，未及參禮便闖入堂內，騎到一個僧人的脖子上，僧眾大為驚愕，趕忙去報告馬祖。馬祖來到堂內，看到這番情景，讚賞說：「我子天然。」丹霞下地禮拜曰：「謝師賜法號。」從此便以「天然」為法號。

「天然」，即「自然」與「自由」，由馬祖對丹霞的讚賞，可以看出禪學對「自在解脫」的崇尚。

再舉一例，《五燈會元》卷五載：

（師）後於慧林寺遇天大寒，取木佛燒火向，院主訶曰：「何得燒我木佛？」師以杖子撥灰曰：「吾燒取舍利。」主曰：「木佛何有舍利？」師曰：「既無舍利，更取兩尊燒。」主自後眉髮墮落。

由「丹霞燒佛」公案可以看出，禪學主張澈底否定外在權威，直指人心，縱任心性，達到「自在解脫」的境界。正如《黃檗禪師宛陵錄》所說：「終日吃飯，未曾咬著一粒米；終日行，未曾踏著一片地。與麼時，無人我等相，終日不離一切事，不被諸境惑，方名自在人。念念不見一切相。莫認前後三際，前際無去，今際無住，後際無來。安然端坐，任運不拘，方名解脫。」

禪學的這種「自在解脫」的觀點與尼尼微的聖徒以撒的教導一致，他說：「讓你內在的靈魂處於平靜狀態，則天地萬物也將與你和平相處。帶著渴望進入你內在的寶庫，你將會看到天堂裡的事物。但只有一個入口通向它們，通往它們的階梯就潛藏在你自己內在的靈魂中……因此，請潛入自己！在你的靈魂中，你會發現幫助你提升的階梯。」

禪學病理觀和病因觀

一、精神官能症的禪學病理觀

精神官能症是一種精神痛苦，主要表現為焦慮、抑鬱、恐懼，強迫、疑病症狀，或神經衰弱症狀，並以形形色色的心理衝突為基礎。從禪學角度看，這是一種「煩惱」、「妄念」。

禪學認為，受「業力」影響，人自從一生下來就要經歷生苦、老苦、病苦、死苦、愛別離苦、怨憎會苦、求不得苦、五陰熾盛苦等八苦。正如《法華經．壽量品》上說：「我見諸眾生，沒在於苦海。」如果一個人無法認識到這些苦的必然性，或者試圖逃避與敷衍，就會產生各種「煩惱」、「妄念」。在佛學大辭典裡，「煩」是「擾」的意思，「惱」是「亂」的意思，「煩惱」就是煩惱擾亂眾生身心，使之迷惑、苦惱、不得寂靜。所謂「妄念」即指虛妄的或不正當的念頭，是「心」的意識因為錯誤的理解而產生的聯想造作，又常被稱為「妄想」。

具體地說，這種「煩惱」和「妄念」又有「我癡」、「我見」、「我慢」、「我愛」四方面表現：

(一) 我癡

所謂「我癡」是指個體不明事理，以是為非，以非為是。在軀體形式障礙患者中，儘管經過多次身體檢查未發現軀體方面的生物學異常，但他們仍不能消除疑慮，堅信自己可能是得癌症了，只是醫生還沒查出來而已。有些疑病症患者堅持認為自己的「疲勞」、「怕冷」症狀是由於產後月子裡沒調理好，就是不承認是自己的心理原因，如果有家人或醫生建議他/她去看精神科醫生，他/她不僅拒絕，甚至會勃然大怒。

㈡ 我見

所謂「我見」是指個體執著於那些被加了強烈「我執」的見解，不能「如其所是」地看問題。在精神官能症患者中常表述為「我應該」、「我必須」、「我不得不」等習慣性思維模式。例如，具有完美主義人格者常說：「我應該在任何事上都取得成功」、「我應該總是表現得善解人意、慷慨無私」、「我應該總是微笑宜人、彬彬有禮」、「我必須得到這份工作、賺到這麼多錢、得到XXX的讚賞……否則我就沒什麼價值」。因此，我們常稱精神官能症者「只活在自己的腦袋裡」。

㈢ 我慢

所謂「我慢」是指個體無法正確評價自我和他人，總以自我為中心，站在自己立場或人生觀和價值觀上點評他人，自命不凡。換句話說，「我慢」即是「自大」，在反社會人格中表現得最為突出。在精神官能症患者中，往往表現為兩方面：一為過分爭強好勝，譬如讀書不是為了學習知識，而是為了證明自己比周圍同學聰明。或是考核評薪時有如待決之囚徒，著急不安，一旦落於人後就像受了奇恥大辱一般；另一種表現為，對自己的道德水準估計過高，以道德觀念強和富於正義感自負。這種人總是用「應該」壓抑自己的情慾，而處於壓抑狀態的情慾是經不起考驗的。換言之，表現為「我慢」的精神官能症者往往是想掩飾骨子裡的自卑而已。他們不敢正視自己存在的缺點和曾經犯過的錯誤，而想用不切實際的高標準去掩蓋，極力壓抑自己的情慾和企圖而把自己裝扮成聖人。這與精神分析大師阿德勒的觀點一致：極度自卑會造就自卑情結，而自卑情結往往會表現出極度的自負。

(四) 我愛

所謂「我愛」是指個體過分貪愛自身以及外物，將注意力過分集中於自己或者過分依賴外界。如身體畸形障礙者的鼻子明明沒問題，但卻反覆照鏡子，認為鼻子是畸形的，要求整形；懷疑自己有心臟病者會不斷測脈搏；患有空室恐懼者不敢一個人外出而要家人陪著。這些都是「我愛」的表現。

上述四種煩惱類似精神官能症患者扭曲的認知，它們就像一陣陣風，在個體內心泛起一道道漣漪，最後相互交織彙聚，形成驚濤巨浪，打破個體內心的寧靜，矇蔽真心本性，衍生出各種形式的臨床表現。

二、精神官能症的禪學病因觀

進一步分析，無論是「煩惱」和「妄念」，還是「我癡」、「我見」、「我慢」、「我愛」，它們又根源於無明、住相和癡、貪、嗔三毒。

(一) 無明

所謂「無明」，即「不明白」之意，也就是不明白宇宙人生真相。作為「生命原始的蒙昧和閉塞的狀態」，「無明」內在於生命的結構之中，支配和控制著生命的運行，潛藏在一切語言、行為、情感和意念活動的背後，是造成生命之痛苦的根本原因。用莎士比亞的話說，「無明」是「外表（往往）與事實本身不符，世人卻（容易）被表面裝飾所欺騙」的狀態。

由於無明，生命的存在恆處於黑暗的長夜之中。《大乘起信論》曾用風與水的關係來比喻無明與眾生真如本性之間的關係，謂：「以一切心識之相，皆是無明。無明之相，不離覺性，非可壞，非不可壞；如大海水，因風波動，水相風相，不相捨離，而水非動性；若風止滅，動相則滅，濕性不壞故。如是眾生自性清淨心，因無明風動，心與無明，俱無形相，不相捨離，而心非動性；若無明滅，相續則滅，智性不壞故。」認為無明就像風，而眾生的真如本性就像水，風吹水動，風起水湧，雖然水的表面會因風而改變，但是水的性質永遠不會變。如果我們能看破水面而參透水的本質，就不會為風所困擾。即使無明之風吹起巨浪，我們也會知道那不是浪，那只是水，也就會明白『風停水即止』的道理。正如一行禪師所說：「當波浪意識到自己是水，生死便不再是傷害。」

在禪學中，真如本性又有自性、覺性、佛性、本心、本來面目、無位真人等稱謂。禪家認為人內在的真如本性是具足、清淨、恆常的。正如《壇經》所說：「善知識，若修不動者，但見一切人時，不見人之是非，善惡，過患，即是自性不動」；「汝若欲知心要，但一切善惡都莫思量，自然得入清淨心體。」如果人們因善惡應然的道德及價值觀著境而生起各種妄念，讓真如本性被無明所染，就會出現煩惱。《壇經》所說的「智如日，慧如月，智慧常明。於外著境，被妄念浮雲蓋覆自性，不得明朗」即是此意。日本禪學大師鈴木大拙也提出：「人，必須建立自己的世界……在自己的生存世界裡，在一種既定的秩序中，尋找自己的價值，獲取該獲取的東西，感受生活的樂趣。」也就是說，只有當一個人真正成為他自己時，他才是快樂、寧靜、自我認可、坦蕩、身心一致的。

可惜大部分人是沒有自己的世界，他們不知道自己從哪裡來，也不知自己要去往何方。不能成為自己世界主人的人，世界就會成為他的牢籠。精神官能症者由於其真如本性被無明所障蔽，分不清「真」與「妄」，不知各種恐懼、焦慮、強迫、抑鬱等感覺只是「心」的活動。用現代神經科學的術語說，這種感覺是大腦中不同神經元之間相互作用的結果。因為神經元彼此聯繫時會產生某種類似老朋友之間的聯繫，它們會養成彼此來回傳達類似資訊的習慣，就好像老朋友會強化彼此對人、事或物的判斷一樣。

下面以「怕狗」的例子來說明精神官能症者的「無明」。如果你小時候曾被狗嚇過，那麼腦中就會產生一組神經元連接，一方面出現恐懼的生理感受，另一方面則出現「狗是危險」的觀念。下次你再遇到狗的時候，同一組神經元就會開始交談，提醒你：「狗是可怕的，必須避開。」這種狀態每出現一次，這組神經元之間的聯繫就更加緊密，它們彼此的談話聲音也會變得越來越大，而且越來越有說服力，直到這種狀態成為一種慣性，讓我們只要一遇到狗就會心跳加快、冷汗直流，不敢靠近。這種「無明」的狀態有如心理學家丹尼爾．西格爾所寫：

> 我的內心，被鏡像神經元驅使著。
> 你無法看到意圖，

也無法感覺到情緒。
那不就像從背後悄悄走來的歷史，
因為我的內心，被鏡像神經元驅使著。
在我們之間，聚集著其他人的神聖宿主。
也許我們走在道路黑暗的一側，
它好像一直延續，沒有盡頭。
你必須原諒我，因為我的內心，被鏡像神經元驅使著。

㈡ 住相

「住」為「住留」、「滯留」，引申為「執著」、「頑固地拖住不放」；「相」為事物和現象的形狀和樣子，又指認知上的表象和概念。「住相」也稱「著相」，是一種刻板的認知模式，把認知的注意力執著地留滯在某個意識層面的概念或形式上，透過理性化的方式來尋求某種意識或形式上的解答，不能整合感受、情緒和情感等體驗諸因素。

例如，有些精神官能症者覺得自己身體虛弱，無法忍受炎熱或寒冷，他們就會說大熱天到外面去會熱死，流幾滴汗就覺得非常不舒服；到了冬天的時候，他們又無法忍受幾片雪花飄到身上。從禪學角度看，這是著了「寒熱相」。

《金剛經》提出：「過去心不可得，現在心不可得，未來心不可得」；「應無所住而生其心」。提示我們的情緒、念頭都是「心」暫時的表現形式而已，是大腦的自然反應，是「無常」的。如果住相，就會導致「我執」與「法執」。

1、我執

在西方思想中，「我」通常是指人格我，或「我，受格的我，我所有」的自我意識。禪學認為，「諸法無我」，「我」不是真實存在的實體——任何現象或事物。如果認為人類之本質是固定不變、有實體，便成了「我執」。

威廉·詹姆士認為，我們每個人的內心中都是二分的，常把世界劃分為「我」和「非我」，「我愛」和「我憎」等。當我們把自我和世界分離時，便會產生渺小和不安全感，這時我們便用所有執著和抗拒來建構維持一個特定的客體，也就是所謂的「自我」。這種「自我」也稱假我，不能如實觀察世界、體驗生活，對事物的判斷以「對我是否有用」，「自己是否高興」為標準。而且，這種「自我」由於天生就缺乏安全感，永遠都在害怕失去它的本身、領域、所有物和關係，故而採取各種伎倆設法確定它自己的存在。

例如，鼓動強烈的情緒即是「自我」常用的一種伎倆。我們常用這種方法讓自己感到真實，在那一段時間中，我們暫時逃避了內在焦慮。生氣的時候，你大吼大叫，憤怒的原因和物件變得更加穩固，這樣便能回過頭來確定你自己是穩固的。接著，你又設法報復他人，這讓「自我」因為能延伸到未來而更穩固了它的存在。「自我」覺得憤怒的痛苦要比面對「自我」本身無實的痛苦來得小。

當你愛別人時，也發揮了同樣的機制。通常對於愛的定義是：你深切地關懷對方，慷慨地付出自己的愛。但實際上，愛只是「自我」尋求證明自己的另一種方法而已。「自我」只愛自己，不愛他人，它充滿著自己，根本沒有多餘的空間來愛別人。由於「自我」太專注於它自己，因此並未真正注意到其他人，它專心志致地關注著自己的需要、慾望和期待；它關心愛人的依據，以對方能不能滿足自己的慾望和需要來決定。特別是當人在表面上犧牲自己、願意為所愛的人放棄自己的需要時，這種情況就更加明顯。當你說「我愛你」的時候，你並不是真心的，而是在反問「你愛我嗎」，或者其實是要表達「我想占有你」，或「我要你讓我快樂」。你所能講出來最誠實的一句話就是：「我愛你幾乎和愛自己一樣多。」我們所說的愛，通常是不折不扣的自私——從日後關係的發展看，就可以看出這個道理。

禪學認為，如果執著「自我」，我們即是在以對立的方式（二元觀）經驗它們：一個主體執著另一個客體。這時候，心便開始起分別，把各種事物加以分離並貼上標籤，譬如說「我」喜歡「這個」，或「我」不喜歡「這個」。我們也許會想「這個」是好的，執著就產生；或「這個」是不好的，痛苦就尾隨而來。我們也許會渴望我們缺乏的東西，或恐懼我們已經有的東西，或因為失去它而感到沮喪。當我們的「心」因為這些思緒而繃得越來越緊時，我們就會越來越焦慮。佩瑪．丘卓曾形象化地解釋：「被自我形象占據，就像戴著耳塞來到一棵鳥兒鳴唱的大樹下。」

盤珪禪師的解釋更為具體：「所有的錯覺無一例外都由人的自我中心導致。若從自我中心中得到解脫，錯覺就不會再產生。舉例來說，假設你的鄰居們在吵架，如果你沒有牽涉其中，你只會去傾聽發生了什麼事而不會發怒。不僅不會發怒，還能平心靜氣地判斷他們的對與錯——因為在客觀傾聽的時候，能更清楚明白對錯。但是假設你是那個正在爭吵的人，你會發現自己捲入另一個當事人的言行中，糾纏於其中，遮蔽了心中那不可思議、極具啟發性的機能。此外，你本可以清晰地分辨對錯，但是現在由於自我中心的引導，你固執己見，而沒考慮它究竟是不是正確。」

2、法執

禪學認為，「諸行無常」，一切事物都是隨著客觀條件變化而變化，主觀意志是不起作用的。如果將所有存在（法）之本質認為是固定不變、有實體之物，便成了「法執」。「法執」來源於知識、經驗、見解等，同時也包括宗教信仰上的錯誤執著。跟「我執」一樣，「法執」也是一種扭曲認知。生活中處處充滿著這種現象，如社會偏見、角色固著等。

「我執」與「法執」還常常糾纏在一起而產生更多的問題。例如，身體內的細胞不斷新陳代謝，幾年之內全身的細胞都會更新一遍，今天的「我」與昨天的「我」是不完全一樣的。如果執著「有我」，有「我」這麼個實體存在，不承認身體會變化、會生病，就會出現「疾病恐懼」和「死亡恐懼」。正如臺灣哲學教授傅偉勳提出：「我們所謂的『怕死』其實是『怕自己』，而所謂『怕自己』，尋根究底，不外是『怕自己將要完全失去世上所喜愛過的事物』。『怕死』的問題關鍵在一個『我』字，所以『無我無私』是克服懼死之心的必要條件。以無私無我超克死亡挑戰的人必須要有愛心，愛鄰居，愛人類。除了愛心外，還要有希望……」

《金剛金》中說：「一切有為法，如夢幻泡影，如露亦如電，應作如是觀。」有一首歌曲唱道：「生活的祕密就是享受時光流逝」。詩人布萊克寫道：「耽於逸樂而難以自拔者，必痛失其人生之翱翔；任由流散而欣然吻別者，方能永澤恆世之霞光。」都是要求我們學會享受「無常」，不可「住相」。

㈢ 癡、貪、嗔三毒

禪學致力於清靜無礙的覺悟狀態，覺者對世界的感知是如實的，沒有先入之見的，沒有扭曲的。但是處於無明的狀態時，我們的反應是不現實的，會執著於「自我」和「永恆」，進而導致癡、貪、嗔三毒。可以說，從禪學角度看，所有精神官能症的心理痛苦都跟癡、貪、嗔有關。

1、癡

癡又稱愚癡，是指真如本性被迷惑，不明事理實相，從而抓住某種僵化的觀點、偏見，一廂情願地認為事物會朝自己所設想的方向發展，這與不合理的信念有關。就根本層面來看，愚癡者將覺性基本的開放體驗曲解為一種固有的二元對立「自」與「他」。

一旦我們認定自己是單一且獨立存在的「自我」，我們就會將「非自我」的一切視為

「他」。「他」可以是任何事物，如桌子、蘋果、他人，甚至是這個「自我」正在想或正在感受的事物，我們所經歷的一切都變成了陌生人。當習慣了分別「自」與「他」之後，我們就會把自己囚禁在二元對立的感知方式中，在「自我」與「外在世界」之間畫出概念性的分界線。這個「外界」看起來非常廣闊，讓我們禁不住覺得自己渺小、有限和脆弱，我們也因此把他人和物質視為快樂或不快樂的可能來源。

下面以「失眠」為例說明精神官能症者的「愚癡」。有時候，由於我們過於關注第二天將要發生的事情，於是整夜輾轉反側，睡不著覺。我們擔心，如果夜裡睡不著覺，明天將會很疲倦，不能做到最好。結果我們越擔心，就越睡不著。但如果我們停止考慮明天，只是躺在床上，隨順呼吸，真正享受休息的時光。那麼，我們不僅能夠體會到溫暖的毛毯之下的安寧與快樂，還能輕鬆自然地進入夢鄉。獲得真正的休息，對第二天取得成功是一個很大的幫助。

2、貪

貪又稱為貪著，是由於過於依附於事物，內心害怕與之分離，從而表現出不知足，沒有節制，沒有界限，自認為好的東西都想占為己有，與內心缺乏安全感有關。

從某種角度看，貪著與上癮一樣，是對外物或經驗的一種強迫性依賴，以便製造出一種「完滿」的假相。不幸的是，就如同所有的上癮症狀一樣，貪著會隨著時間的發展而愈演愈烈，縱使得到夢寐以求的人、事、物，但我們所經歷的「滿足感」是不會長久的。無論今天、當月還是今年，讓我們快樂的任何「人、事、物」都註定會改變。從神學角度看，「改變」是相對實相中唯一不變的事實。

佛陀曾將貪著比喻為飲用海洋中的鹹水，喝得越多就越口渴。佛陀也時常將貪著比喻成一個有著許多顏色的池塘，人們對慾望的貪愛就像存在於心湖中不同程度的色彩，會遮蔽住心靈的光明。導致我們只看見慾望，只知道如何滿足我們的貪愛，卻失去瞭解自我的能力。結果，我們不僅越來越依賴外境，也強化了「依賴外境給予我們快樂」這種模式的制約。

許多人都以為，如果能夠獲得意外的好運，比如說買彩券中了五百萬就會快樂無比。真的如此嗎？由菲力普·布林曼所做的一項研究顯示，剛中獎的人並沒有比「未經歷暴發戶興奮感的對照組」更快樂。中獎的人說，在最初的興奮激動消退之後，日常生活中的樂趣，如跟朋友聊天、得到讚美，或只是看看雜誌的樂趣，跟不曾經歷這樣重大變化的人比起來，反而相對減少了。下面我們用一則故事來說明貪著的危害：

有一個老人買了獎金高達一億元的彩券，但買了彩券之後不久，他就因為心臟病發作而送往醫院。醫生囑咐他一定要多休息，並且嚴禁接觸任何會讓他興奮的事物。在老人住院期間，他買的彩券竟然中了大獎。由於正在住院，所以當然對幸運中獎一事毫無所知。不過，他的孩子和妻子知道後便前往醫院，想要告訴他這個好消息。

到病房探視他之前，他們先去見了醫生，告知有關老人幸運中獎一事。一說完，醫生便要求他們先不要跟老人提這件事。「他會太過興奮，」醫生解釋說，「這有可能會讓他心臟病發死亡。」老人的妻子和孩子跟醫生爭辯了起來，他們相信這個好消息會讓他病情好轉。不過到最後他們還是同意讓醫生用和緩的方式宣布這個好消息，不至於讓老人過度興奮。

於是，老人的妻子和孩子便坐在大廳等候，讓醫生進去病房。一開始，醫生先是詢問老人的症狀、感受等。問了很多問題之後，才隨意地說：「你有買過彩券嗎？」老人回答說，其實就在住院前，他才買了一張彩券。

「如果你中了獎，」醫生問道：「你會覺得怎麼樣？」

「嗯，如果真的中了獎，那很好。沒中獎的話，也沒關係。我已經是個半隻腳踏進棺材的人了，中不中獎都無所謂。」

「你不會真的這樣想吧！」醫生若無其事地說道：「如果真的中了獎，你一定會興奮得要死，對不對？」

但老人卻答道：「不會！事實上，如果你有辦法讓我病情好轉，我會很樂意分給你一半的獎金。」

醫生笑了，「別想這檔子事了，」他說：「我只是隨意說說而已。」

但是老人很堅持：「不，我是說真的。如果你可以讓我病情好轉，我又真的中了獎的話，一定會分給你一半的獎金。」

醫生又笑了，「要不然你把剛剛說的話寫在紙上，」他開玩笑地說：「說你會分給我一半獎金，可以嗎？」

「好啊，就這麼辦。」老人同意了，伸手從床邊桌上拿起便條紙，緩慢無力地寫了一張分給醫生一半獎金的同意書，並在上頭簽了名，然後交給醫生。醫生盯著這張同意書和老人的簽名，知道他就要得到這麼多錢了，一陣興奮，竟然當場倒地身亡。

當醫生倒地，老人大叫了起來。聽到老人的叫聲，他的妻子和孩子恐懼極了，以為醫生一語成讖，老人因為這個消息興奮過度而心臟病發身亡！他們衝進病房，只見老人坐在床上，醫生卻倒臥在地上。當護士和其他醫生衝進來試圖搶救醫生時，家人便悄悄告訴老人有關中獎一事。出乎大家意料之外，老人對於贏得一億元獎金似乎並不怎麼興奮，這個消息也沒有對他造成任何傷害。事實上，幾個星期之後，他的病情逐漸好轉，終於可以出院回家了。當然，他很高興可以享受從天而降的財富，但他並不貪著這些財富。相反的，這位醫生卻因為太執著於獲得巨額財富，過度興奮而讓心臟承受不了，就這樣一命嗚呼了。

精神官能症者由於內心缺乏安全感而表現出的強迫行為，即是一種貪著。其他各種成癮症、依賴性人格、完美主義人格等也是一種貪著。

3、嗔

嗔，又稱嗔恚，是指對違背自己心意的人或事產生憤恨、惱怒的心理和情緒，與自卑、恐懼等心理有關。

人在某些情況之下受到傷害就會產生憤怒，一旦憤怒生起，就會伴隨著痛苦和不理智的反應，這不僅是人類的天性，也是受苦的根源。除非我們能夠瞭解，否則就沒有能力去改變。不是每個憤怒之人都能夠令他人痛苦，有些人只能夠使自己更為痛苦。他們忍氣吞聲，壓抑住滿腦怨恨，只能夠在心裡生悶氣。結果所有的怨恨、煩惱和憤怒都轉化成身體疾病。因此，佛陀將憤怒比喻成徒手拿取火紅的煤炭，想要丟向令他動怒的人。那誰會先受傷呢？當然是生氣的這位了。

從現代病理生理學角度看，我們生氣時，腎上腺素會在你體內洶湧澎湃，讓你心跳加速、肌肉緊繃，肺葉像鼓風機一樣瘋狂起伏。這會導致各式各樣的問題，包括憂鬱、焦慮、強迫、失眠、消化不良、甲狀腺與腎上腺機能失常、高血壓，甚至高膽固醇等。

遺憾的是，我們往往沒有認出自己所感受到的痛苦，其實是基於心理建構的意象，反而「理所當然地」責怪他人、外在事物或情境造成了自己的痛苦。當有人表現得像是要妨礙你得到想要的事物時，你就開始認為他們很不可信賴或不安好心眼，然後想盡辦法要避開他們，或對他們進行反擊。在憤怒的操控下，你會把所有的人、事、物都視為敵人，結果導致你的內在和外在世界愈來愈狹小；對自己失去信心，進一步強化內在的恐懼感和自卑感。

需要注意的是，貪、嗔、癡三毒之害又以「貪」為首，正如摩萊里所說：「宇宙中的唯一惡習就是貪慾。所有其他惡習，不管怎麼稱呼它們，都只不過是這種惡習的變種或不同表現而已。」

此外，貪、嗔、癡三毒產生後，它們又以或顯或隱的形式加重「無明」和「住相」，產生無盡的煩惱，形成惡性循環。例如，恐懼、焦慮和強迫等精神官能症患者由於不明白所擔心的念頭來自自己的大腦，只是一種虛假的「警報」，並相信自己所擔心的事會真的發生，這是「無明」的表現；不知念頭有如潮水，有升起、停留和消退的自然過程，整天迷失在虛假念頭之中，這是「住相」的表現；由於害怕而不敢一個人待著，要求家人陪在身邊，反覆檢查門窗安全，這是「貪」的表現；如果周圍的人認為自己是想多了，沒病裝病，不能按自己的心意做事，就會產生負面情緒，這是「嗔」的表現；不知哪來的念頭、睡眠等並非是我們的主觀意志所能控制，而拼命地去控制自己的念頭，努力讓自己入眠，這是「癡」的表現。反過來，患者積極控制念頭，努力睡覺達不到預期效果，就會導致患者更加關注自己的症狀，並把自己痛苦的原因歸為「症狀」，甚至「周圍人的不理解」，進一步加重「無明」和「住相」。

綜上所述，如果從禪學角度看，精神官能症患者是由於無明、住相和貪、嗔、癡三毒等導致對「人生」和「人性」問題產生了錯誤的看法，並進一步產生「煩惱」和「妄念」所致。

第3章 精神官能症禪療的實踐基礎

禪學和心理學一樣，都是在探索人生和人性的問題，關注人類生命過程的全面自由發展。禪學的修持方法、生活態度、終極關懷、超脫情懷，對於人的心靈世界、精神生活有著不可否認的正面意義。它尋求生命力的和諧，調動生命本身擁有能調整各種失和的內在機制，從而發揮防治各種疾病的作用。禪學的客觀效應，如對心身的調整、健康的恢復、健康人格的養成，與心理治療所要探討的問題不謀而合，可以說禪學就是一種特殊的心理諮商和心理治療。塞迪．丁費爾德甚至提出：「心理學家和佛教徒的共同點很可能比他們能夠意識到的要多，甚至在方法論上也能彼此相容」。

本章將對禪的實踐及其心理治療思想進行探討，為進一步開展精神官能症的禪療提供實踐依據。

禪悟的實踐及其心理治療思想

禪悟是禪學實現其人生觀和人性觀的必經之路。儘管開悟的旅程中充滿艱辛，禪學的方法看起來令人發瘋，但也使不少人獲得解脫。正如西諺所云：「發瘋就是方法。」下文將就禪悟的實踐及其心理治療思想進行論述。

一、關於禪悟

在禪學經典中，「悟」是「覺」的意思。根據第2章所述，禪學認為人的本性是清淨的，眾生的煩惱皆由「無明」並陷於「我法二執」所致。因此，禪學主張透過「禪悟」使個體「明心見性」，重新覺悟自己的「本來面目」。而從迷到悟轉化的關鍵在於「識」，即要識「真心」、見「本性」。正如惠能所云：「不識本心，學法無益，明心見性，即悟大意。」這裡的「識」是呈現和顯現之意，是人心清淨的本性以其固有的「菩提般若之智」呈現自己。人的心性本來就是清靜、無煩惱的，所以一旦「明心見性」，便可「頓悟成佛」。

因此，「禪悟」是一種指向內心世界的直覺體悟；「禪悟」的過程也就是人心境界的轉換過程，就是由「有念」、「有相」、「有住」的妄執狀態，轉為「無念」、「無相」、「無住」的自由狀態，由此重獲本心的自在、清淨，體認人生、宇宙本體的整體融通和生命真諦，從而達到自由和解脫，能以完整的心、空無的心、無分別的心，去觀照、對待一切，不為外在的一切事物所羈絆、奴役，不為一切差別所繫縛、迷惑。換句話說，「禪悟」達到了主客體的統一狀態，這在心理治療中具有非常重要的意義。用聖嚴法師的話說：「悟，必定是自我中心的脫落，自私煩惱的解放，分別執著的解除，所以應該更進一步超越於靈感與靈驗之上。」用天文學家卡爾．薩根的話說就是：「如果你想從零開始做一個蘋果派，你首先必須創造整個宇宙。」蘇族長老黑麋鹿也提出：「當他們體會到與宇宙一體的時刻，寧靜便自人類的靈魂深處生起。」這種「禪悟」狀態可用R．S．湯瑪斯的詩歌《閃亮的大地》來描述：

我看到那一瞬間，
太陽刺穿雲層，
照亮了一片大地，
而我在前行的途中遺失了它。
但那是高貴的珍珠，
是藏寶的大地。
我意識到必須傾盡所有去擁有它。
生命並不是趕往一個不斷接近的未來，
亦不是渴求一個想像中的過去，
沒有期盼。

它就像摩西腳下燃燒的
奇蹟般的荊棘地，
將你引向青春一般短暫的光明。
而那就是你一直等待的永恆。

冥想大師提希．罕下面這段話也是一種「禪悟」狀態，是對「禪悟」過程中「空性」和「萬法歸一」等理念的形像描述：

如果你是一位詩人，你將會在這頁紙上清楚地看見一片飄浮的雲。因為沒有雲就沒有雨水，沒有雨水，樹木就無法生長，沒有樹木就無法造紙。所以這片雲就在這裡。這頁紙的存在依賴於這片雲的存在。紙和雲如此親密。

讓我們再看一下別的東西，比如陽光。陽光是如此重要，沒有陽光，森林就無法生長，人類也不能成長。所以伐木工人需要陽光來砍下這棵樹，而這棵樹也需要陽光才能成為這張紙。

如果你再深入地看下去……在這頁紙中你不僅會看到雲和陽光，還會看見其他所有一切都在這裡，包括那些成了伐木工人口中麵包的小麥，還有伐木工人的父親——全部都包含在這頁紙中……這片小小紙片的存在，證明了整個宇宙的存在。

不少西方心理學家的思想受到了禪學「本來面目」、「萬法歸一」等理念的影響，提出許多與「禪悟」狀態類似的術語。例如：

(一) 高峰體驗

馬斯洛認為，高峰體驗是一種近乎神秘的體驗，「這種體驗可能是瞬間產生的、壓倒一切的敬畏情緒，也可能是轉眼即逝的極度強烈的幸福感，欣喜若狂、如醉如癡、歡樂至極的感覺。」在這種時刻，人們完全擺脫了懷疑、恐懼、壓抑、緊張和怯懦，感到自己與外界完全融為一體。個體常常覺得自己窺見了生活的奧秘、事物的本質、終極真理。簡而言之，在高峰體驗的時刻，個體達到至真至美的「天人合一」境界。加拿大精神醫學家理查．巴克曾在《整體意識》中描述了自己對這一境界的體驗：

他沉浸在閱讀喚起的思想、形象、情感和那晚的談話中，平靜而安寧。他處於一種安靜、幾乎是被動的喜悅中。忽然間，沒有任何警示，他發現自己像是被一團火焰般的雲團所包圍。片刻間他想到了著火，這個大城市裡突發的火災；之後，他發現這火光發自他的身體。接下來一種狂喜的感覺降臨，伴隨著極大的喜悅，緊接著是智慧的開啟，無法形容。瞬間如閃電一樣，婆羅門的光彩在他腦際流過，從那刻起便一直照亮了他的生活。他的心得到了一滴婆羅門的祝福，因而留下了對天堂永久的回味。原本他不相信這類的事物，如今卻親身經歷並且瞭解：

宇宙不是死寂的，而是一個活著的存在；

人的靈魂是不朽的；

宇宙這樣地被建立並且有秩序，毫無疑問所有的事物為了個別和整體的益處而共同地運作。

世界的基本原則是我們稱之為愛的東西，從長遠來看，它可以絕對地肯定每一個人的幸福。

(二) 泰然自在狀態

弗洛姆說，「泰然自在」是一種與人的本性相合的狀態，更進一步地說則是，按照人的生存狀態而活的一種情形。亦即「覺醒」，類似禪家悟後「看山就是山、看水就是水」的曠達狀態。

弗洛姆說：「以前的治療是要把病症排除，讓患者重新能夠發揮社會作用。對於那些患了疏離症的人，治療之法並不在於消除他的疾病，而在於能使他達到泰然狀態。」泰然自在的追尋，可以說是人類精神進化的本質，孤獨、失落、無能、痛苦是人生中的常態，當人們解決不了這些問題時，有時甚至會瘋狂；泰然自在就是教人「回歸子宮內的生存狀態」，頗有禪家「見自本性」的味道，也頗接近鈴木大拙提出的「純粹主觀性」。

(三) 福樂狀態

這是正向心理學家提出的狀態。福樂，就是個體完全地沉浸於體驗本身，而體驗本身就是最好的獎賞和動機，在福樂狀態中，我們的感覺和體驗合二為一，行為和覺察融為一體。

有關「禪悟」狀態的神經機制，在《超覺神秘經驗》一書中有深入的論述：

天人合一的體驗一如其他經驗、心境和知覺，都是因神經作用造成，較特別的是，玄秘體驗是本我的感受被削弱，本我和更偉大的存在融為一體，而這一切都是因為外來訊息受阻，無法傳入大腦的辨向聯合區而造成的……」；「在適當的環境安排下，聽一首輕柔的歌曲，可以使人像參加儀式一樣，達到改變心靈似的自我超越境界……具節奏感的行為會產生神經訊息傳導的現象，造成辨向聯合區無法作用而出現合一境界，這種心靈和諧狀態的強度，視神經訊息阻塞的程度而定。神經訊息被阻塞的程度可以逐步增強，甚至完全阻絕，因此心靈合一的程度可以用有強弱之分的光譜來呈現，我們稱之為『心靈合一光譜』。在光譜之中，有最高程度的一體感，像是玄秘主義者所體驗到的感受；也有最低程度的一體感，像日常生活中發生的短暫自我超越感受。從神經學的角度來看，這兩種狀態的區分基本上只是程度的不同。

二、禪悟的實踐方式

禪學圍繞著「明心見性」的宗旨，設計了一套消解心靈深處的緊張、矛盾、障礙，超越二元對立的方案。因為禪本無定法，以「無門為法門」，因人而設，不受固定的規範限制，尤其是隨機施教的教學方法，講究靈活機動、出人意料，絕非刻板一律、循規蹈矩。這種個體化的教育方式非常值得心理學和精神醫學工作者借鑑。下面試以「不說破」、「疑」、「禪機」為代表來闡述禪悟的實踐方式並分析其心理治療思想。

㈠ 不說破

禪學一方面教人知道佛性本自具足，莫向外馳求，意思是說，人人都有佛性，己身便是佛，不必向外人問；另一方面又要人知道無佛可作，無法可求，無涅槃菩提可證。這種意思，一經說破，便成了「口頭禪」，學人並未瞭解，並不再追求，哪能有自得其樂呢？所以禪師從不輕易替學人去解說，只教學人自己去體會。有兩句香豔詩「鴛鴦繡取從君看，莫把金針度與人」說的就是這一意思。

再如，溈山和尚的弟子洞山去看他，並求其說法，溈山說：「父母所生口，終不為子說。」

又如，有僧人問：「過去的祖師是得到了什麼，變得尊貴無比？」雲門說：「你喜歡問問題，可是我不喜歡回答問題。」僧人說：「既然如此，也只好靠自己了。」雲門說：「熨斗跟茶壺本來就不一樣。」

在禪師看來，人們所有關於禪、涅槃、究竟、解脫的問題，其實都問得毫無意義，這些人問的「什麼是佛性？」、「什麼是祖師西來意？」猶如投資人在問：「明天我要買哪一支股票才好呢？」儘管雲門懶得回答，但還是透露了一點訊息：「熨斗跟茶壺本來就不一樣。」意思是，我的體驗、我的話，是我的，沒辦法讓你聽了以後就變得跟我一樣。就像你無法對一條魚描述火，無法對蚯蚓描述飛翔一樣。

「德山棒，臨濟喝」的目的也是如此，禪師對參禪的初學者，不會正面答覆其所問，或以棒打，或大喝一聲的方式，使人迅速地從擺脫出習慣的思維定勢中，直指人心，使人在自我的反省中豁然開朗，實現心靈的轉化、內在的超越。用現代的話說，這種「不說破」有點類似修辭學中的「反詰」，有追問、責問的意味，用疑問的形式表達精確的意思。

精神官能症患者往往喜歡問問題、抱怨、訴苦，所以常被稱為「訴苦病」，需要醫生的反覆解釋。但是，在醫生多次解釋後，他最後往往還會問：「醫生，我到底該怎麼辦呢？」對這類病人，如果採用禪學中的「不說破」方式，時時讓他反省自心，經常可以獲得事半功倍的效果。

在現代心理治療方法中，森田療法中的「行動本位」和「忍受痛苦，為所當為」以及心理學家鐘友彬提出的領悟療法，都比較強調在實踐中體驗和領悟，與這種「不說破」的原則頗為相似。

(二) 疑

禪學中「疑」又稱疑情，其部分用意在於要求學人自己去想，去體會。故曰：「大疑大悟，小疑小悟，不疑不悟。」

例如，有人問洞山：「你肯先師也無？」意思是說你贊成先師雲崖的話嗎？洞山說：「半肯半不肯。」那人又問：「為何不全肯？」洞山說：「若全肯，即辜負先師也。」他這個半信半不信，就表示學人要會疑，唯有懷疑才會使人自己去思索。

又如，有僧問溈山：「如何是道？」溈山說：「無心是道。」僧說：「某甲不會。」就是說我不懂。溈山就告訴他：「不懂才好，你去認識不懂，這才是你的佛，你的心。」

「疑」除了促進學人去思考以外，在禪學中還有一個更重要的作用就是：教學人放下頭腦中的知識、邏輯、觀念，從而以「直覺思維」去體驗主客體統一的清淨空寂的本性。這在禪學「公案」、「話頭」中體現得淋漓盡致。大慧宗杲禪師把「看話頭」、「起疑情」的功用概括為：「但將妄想顛倒底心、思慮分別底心、好生惡死底心、知見解會底心，一時按下，只就按下處，看個話頭。僧問趙州和尚：『狗子還有佛性也無？』州云：『無』。此一無字，乃是摧破許多惡知惡覺底器仗。」意思是說，看話頭可摧破思慮情識，使得修行者在突然間達到澈底大悟的自在境界。例如：

陸亙曾經問南泉普願禪師：「從前有人在瓶子裡養了一隻小鵝，小鵝漸漸長大變成大鵝，困在瓶裡出不來。既不能破壞瓶子，也不能弄壞瓶子，也不能弄傷鵝，和尚要怎麼讓鵝出來呢？」瓶中鵝，是兩難的困局，不是打破瓶子讓鵝出來，就是把鵝切塊倒出來。但這兩個方法都不行。也就是說，運用邏輯知識，這是無解的。陸亙就這樣一直困在這個「疑團」中。南泉喚他「大夫！」陸亙應諾。南泉說：「出來了！」陸亙也就這樣開悟了。

公案中的鵝象徵道、真理，沒有任何方法可以掌握它，也無法用哲學思考、理性探索來得到。一旦用方法去掌握，或用思考、觀念去談論，就像試圖打破瓶子一般。因此，南泉普願禪師非常敏銳地不用言語答覆，任何正面回答都註定打破瓶子殺死鵝，他反而借機製造一個「禪局」引導陸亙超越瓶子的障礙，直接見到鵝。他喚陸亙，陸亙應諾，當下見到了道，「疑團」立刻冰消瓦解。因為本來既沒瓶子也沒鵝啊！在悟道者眼中，既無真理存在，也無障礙可言，一切都自自在在，何必無中生有呢？又無中生有一只瓶子困住鵝呢？正如《圓覺經》說：「始知眾生本來成佛，生死涅槃猶如昨夢。」眾生本來都是佛，為什麼要無中生有「生死」來厭離，無中生有「涅槃」來追尋呢？

精神官能症患者頭腦中的「自我對話」有如「瓶中鵝出不得」，是一種庸人自擾。它是自我內在的長時間下來的獨白。儘管許多時候它可能是無意識和微小的，除非刻意回顧或是特別注意，否則意識不到它。但事實證明，許多焦慮就是由人對自己做的一些敘述引起。這個敘述往往以「如果……該怎麼辦」開始，比如：「如果我的另一種恐慌發作該怎麼辦？」、「如果我在開車的時候失去控制，該怎麼辦？」、「如果我在排隊的時候產生焦慮，人們怎麼看我？」這種自我對話，在事情發生之前就已把事情預料到最糟糕。強迫症患者亦是如此，困擾在自己的強迫與反強迫思維裡出不來。這種「自我對話」的危害有如《不抱怨的世界》一書所云：「設想是破壞關係的白蟻。」

腦中的的這種「自我對話」是我們用知識來推理或想像，往往不能達到目的，甚至讓問題變得更糟糕。如果能借鑑禪悟實踐中的「疑情」，放棄「自我對話」，讓「念頭只是念頭」的存在著，就算感覺不好仍去做該做的事，在實踐中體驗當下，就能達到「痛並快樂著」的境界。

(三) 禪機

「禪機」是禪師根據學人的根器（指人的稟賦、氣質），以及當下心理狀況及當時環境而給學人的暗示，其目的是讓人當下打開清淨自性。

例如，《五燈會元》記載：

「師（百丈懷海禪師）侍馬祖行次，見一群野鴨飛過，祖曰：『是什麼？』師曰：『野鴨子。』祖曰：『什麼去處？』師曰：『飛過去也。』祖遂把師鼻扭，負痛失聲。祖曰：『又道飛過去也？』師於言下有省。」

這是以眼前飛過的野鴨為題材而展開的對話。馬祖豈不知天上飛的是野鴨，他是明知故問，目的是要消滅百丈懷海的執著，設法讓他開悟。就實際現象來看，百丈的回答都正確，但百丈不知馬祖的問話有雙重含義，表面是就現象來問，實則卻是就體性來問，也是禪的象徵語言。野鴨在此象徵佛性，佛性會飛過去嗎？不！佛性如如不動，但是人們常惑於現象，而迷失了本性。這是禪機的一個典型的例子。透過破除人們對語言的執著和迷信，摧毀世俗邏輯，達到語言不能到達的地方，打開新境界。再如下列例子：

有僧人說：「我遠道而來，請師父接引。」法端慧月說：「我不接引你。」

僧人問：「為什麼不接引？」法端慧月說：「因為你太靈利。」

法端慧月禪師說的「我不接引你」、「因為你太靈利」有兩層意思。一方面，太靈利的人，舉一反三，問一答十，腦筋像電腦一樣高速運轉。而這反而是禪的天敵。遇到這種人，禪師更要謹言慎行，免得好話說盡，被他學到一嘴滾瓜爛熟的口頭禪。另一方面，佛在心中，需要「自悟自解」，不可向外求。

可以看出，這些禪機都有意無意地給人一點暗示，頗似心理諮商的過程。諮商師往往不會基於「一片好心」，搶著要去給別人答案，而是不時給你些提示，啟發你自己去領悟。

三、禪悟與現代心理療法的關係

㈠ 禪悟與人本主義療法的關係

從上面「不說破」、「疑」、「禪機」等禪悟實踐方式可以看出，禪悟徹頭徹尾是一個「自得」的過程。正如慧能說：「自性心地以智慧觀照，內外明澈，識自本心，若識本心，即是解脫。」《孟子》也云：「欲其自得之也。自得之，則居之安；居之安，則資之深；資之深，則取之左右逢其源。」自得才是悟，悟就是自得。這與人本主義療法「以來訪者為中心」的原則相類似。二者都認為個體有能力解決自己的問題，因此強調依靠自己的努力使內心重歸寧靜，得到解脫。但在禪悟的訓練過程中，禪師並不是給予修禪者完全的接納與理解，而是摒棄了年齡、地位、資歷的差異，避免自我的無明的污染，並不試圖對修禪者進行說教，更多的時候僅僅發揮嚮導的作用。上文法端慧月提出的「我不接引你」正是此意。

㈡ 禪悟與精神分析療法的關係

「自由聯想」是精神分析療法中的重要技術，要求患者將腦海浮現的任何無關緊要的想法都告訴治療者，以便治療者從這些精神材料裡去做分析，探討有哪些線索可瞭解患者的情結，這與「禪悟」頗有相似之處。

弗洛姆曾把禪學中的「自性」比作「潛意識」，開悟便是把潛意識轉成意識的歷程。他非常看重高僧們的「頓悟體驗」，並且深信這種體驗是「人格的真實覺醒」，潛意識的流轉代表著一種「醒來」，有如禪宗的「佛性本覺」。可以這麼說，精神分析治療和「禪悟」都是在幫助患者黑暗的心靈「醒來」，讓事物按原來的面貌存在著。

即使並不被弗洛姆完全認同，佛洛伊德在他的精神分析中也表現出若干禪的概念，尤其是上文提及的「自由聯想法」，更超越了西方思想常態。這並不是說佛洛伊德受了東方思想中的禪宗影響，而是從中窺見了佛洛伊德的精神分析論中的「禪學心理學」條件。正如弗洛姆寫道：「禪在方法上雖然與精神分析不同，卻可使精神分析的焦點更為集中，為洞察力灑下新的光輝，並且使『見』那有創造性、克服情感與虛假的智性化作用等概念更為清晰，而情感與智性化作用乃是主體——客體的分裂所必然造成的結果。就智性化的作用、權威、自我的虛幻，以及泰然的生活狀態方面而言，禪宗思想會拓展心理分析者的視野，並且幫助他們達到更為澈底的概念，也就是達到更充分的意識，而最終的目的是對真實的領悟。」

㈢　禪悟與認知療法的關係

禪學認為人的本性是清淨的，因為有了「妄念」，才會陷入苦痛無法自拔，只要消除妄念，就能恢復本性。認知治療家認為，「任何情感障礙都是由錯誤思想引起的，只要思想調正了，情感也就正常了。」因此，「禪悟」之「明心見性」從本質上來說是一類認知療法。「禪悟」的過程是一種整體性的深刻的認知改變過程。下面以青原惟信禪師悟後提出的「見山還是山，見水還是水」為例來說明之。

青原惟信禪師對大眾講佛法：「老僧三十年前未曾參禪時，見山是山，見水是水。到後來參禪悟道，見山不是山，見水不是水。而今得個休歇處，依然見山是山，見水是水。諸位，這三種見解，是同是異？如有人分得清黑白，我便為他印可。」這裡的「山」、「水」是世界的真實或本質、真理。這一段話意思是說，在沒開悟時，如進入「柏拉圖的洞窟」看到的山水影子，我們就認為那就是本質，其實那是錯誤的；在開悟過程中，或逐漸離開洞窟時，我們知道山水的影子並不是山水的本質，但還是沒看到山水的真面目，所以見山不是山，見水不是水；開悟後，離開了認知的黑暗洞窟，此時所看到的山水是「山水」真正的本質，他抓住了事物的真理，因此「依然山是山，水是水」。

下面再舉一例禪悟中的認知療法思想。

一僧人問：「有人坐船時，船底行駛過程刺殺了螺蜆等水底生物，那麼是人有罪還是船有罪？」大珠慧海答曰：「人與船都無心殺生，所以都沒罪；反而是你有罪，因為你執著有罪的觀念。例如颱風來時，大樹被吹倒把人壓死了，是颱風有罪，還是大樹有罪？這根本是荒誕的問題。既沒有做者，也沒有受者，哪來的罪呢？世界這麼大，如果不開悟，無非是受苦的超級大刑房啊！」禪師知道諸法如幻，罪只是人類無中生有的概念，所以會對發問的人說：「人、船都無罪，是你有罪的執著，你才有罪！」也就是說，是你的認知出問題。

需要注意的是，「明心見性」的「認知覺悟」與「認知療法的認知改變」還是有著重要的區別。認知療法的認知改變是透過重新構建認知結構，改變原有錯誤的認知方式，以矯正不良認知，實現治療心理疾病的目的。而「明心見性」的認知覺悟則認為，心理疾病的根源並不在認知結構，而是對那些認知結構的執著，要求放棄對頭腦中任何認知結構的執著，重現自性的清淨達到解脫。

(四) 禪悟與森田療法的關係

森田療法是在一九二一年左右，由日本森田正馬先生所創，其根本理論可在一九二二年出版的專著《神經質的本態與療法》中窺知大要。在日本精神醫學界，森田療法常被稱為：

(1)「禪療法」，因為這一精神療法以日本獨特的傳統精神和東亞地區的禪宗思想文化為理論基礎；

(2)「根本的自然療法」，森田先生提出：「我們的身體與精神的活動，是自然現象，無須依靠人為去左右它」，「治病之事，純是天道支配之處，醫生只不過是旁助者而已，自然之力實在偉大」；

(3)「體得療法」，就是要超越言詮層次知解的範圍，在身心未分化的自然生命論水準，去澈底體認生命的正常發動。

綜觀森田療法內容，「順應自然」與「為所當為」是兩條貫穿治療的軸線。「順應自然」是一種與自然事物和諧生活的態度。森田先生認為，治療心理疾患的首要原則是，先承認壓力、寂寞、困頓、失落、不安、恐懼是一種「自然」。凡人都會有不舒服的窘境，它不是某一個倒楣的人所獨有的，即使心理學家，也會在情感重挫的情形下心灰意冷。「順應自然」才有機會走出生命的幽谷。因此，必須接受各種的可能，以及瞭解各種情緒發生的來源，就是：「對待寒冷必然會感到寒冷，對待痛苦和恐怖也必然感覺到痛苦和恐怖，對待煩惱也依然如此，切莫徒勞地做愚蠢的事。」這一理念與禪學中的「平常心是道」一致。所謂平常心就是「要眠即眠，要坐就坐，熱時取涼，寒時向火」，沒有分別矯飾，超越染淨對待的自然生活，是本來清淨自性的全然顯現。

「為所當為」治療原則包括了「忍受」與「面對」兩種層面。忍受有點「苦海」與「彼岸」的意思，眾生造福受報，在生死場中輪迴，正如《法華經．壽量品》上說：「我見諸眾生，沒在於苦海」，渡過苦海的人才能到達彼岸。森田先生建議患者把人生的不順當作一種「業」，逃避只會越陷越深，得不到改善，認識「苦」是一種理所當然，它便與快樂一樣成了生命中的一部分，不再苦上加苦。森田療法治療家高良武久說：「不跳入水中的人，永遠學不會游泳。」

儘管森田先生生前從未公開表明，但從他著作中大量引用禪的慣用詞語中看出，森田療法來源於禪學的思想，禪悟是森田療法的靈感源泉，是其根本骨幹。甚至可以說，森田療法是以禪悟為思想源頭的東方文化的產物。

㈤ 禪悟與矛盾意向療法的關係

古希臘哲學家愛比克泰德說：「人不是被事情本身所困擾，而是被其對事情的看法所困擾。」在日常生活中，許多心理疾患和心理疾病的症狀本身並沒有什麼可怕，也並不會對人產生多麼大的傷害，而使患者痛苦、焦慮的則是患者對症狀的恐懼及對症狀的看法和態度。如失眠本身不是什麼大事，少睡幾個小時並不會對身體造成過於嚴重的傷害，但患者對失眠的恐懼、擔心和急於擺脫症狀的心理狀態，使患者焦慮不安的心情加劇，反而加重了症狀本身。在他人眼中，患者是與自己過不去，自己嚇自己。德國「意義療法」心理學家弗蘭克基針對這一點提出了一種簡單、快速、易行的心理療法——矛盾意向療法，它與設法讓患者擺脫和消除症狀的一般治療方法相反，是一種讓患者努力去加劇症狀的治療方法。

例如，一名年輕的職員由於害怕出汗前來諮詢。他只要一想到會出汗，馬上就會大汗淋漓，遇到上司時更是嚴重。為了切斷這種惡性循環，我建議他在下次出汗時下決心讓大家看看他是多麼能出汗。一週後，他複診時告訴我，只要他遇到了引發他預期性焦慮的人，他就對自己說：「以前我只流過一公斤的汗，這次我至少要在他面前流上十公斤的汗！」結果，遭受這種恐懼症折磨數年之久的他只用了一週的時間，就澈底擺脫了這種病症。

閱讀禪學典籍可發現，這種治療方法是許多禪師常用的教導方法。例如下面這則公案所示：西睦禪師走上法堂，有一位在家居士就舉手說：「和尚！你是一頭驢子！」西睦接話說：「對！我是一頭被你騎的驢子！」這位刀子嘴的居士無話可說，就走了。三天後，他又來了，說：「對不起，我三天前腦筋短路！」西睦舉起拄杖把他趕了出去。

西睦禪師不貪求圈外人的讚美，空洞無味，既然你說我是驢子，我且順水推舟，讓你騎騎又何妨？西睦禪師以拄杖趕走俗士，這可不是懲罰！趕他回去，就是無言之教，要他收拾起那張刀子嘴，回到內心反觀自性。這個過程與意義療法中的「矛盾意向法」的操作技術完全一致：借助人類特有的幽默感，啟動自我審視的能力。

禪定的修習及其心理治療思想

一、關於禪定

禪定（meditation），也稱沉思、靜坐、打坐、冥想等。禪定作為修智證道的重要方法，在西元前七、六世紀，即已見諸古印度典籍。從婆羅門教古老的哲學經典，吠陀文獻中最後的一個組成部分——《奧義書》中，便可窺其精義。佛教重視宗教實踐，佛教中的每一教派往往都會根據自己推崇的教理，提出自己獨特的實踐法門，可謂「八萬四千種法門，皆可離斷煩惱，趣入涅槃」。但「若夫窮萬法之源底，考諸法之修證，莫若止觀」（智顗《小止觀序》），止觀二法可含攝一切法門，且為其中最直接、最緊要、最基本的方法。在佛教歷史中，諸大德高僧們將佛學理論發揮到極致，悟得高深玄遠之境界，巧妙應用諸種實踐方法：不論是天臺宗「一心三觀」、華嚴修「法界三觀」，還是淨土念佛、禪宗修禪等，雖所用名稱不同，但其本質可以用「止觀」來概括。可以說，禪定修習的具體方法即是「止觀」修習。

所謂「止觀」，是梵文śamatha（奢摩他）和vipassanā（毗婆舍那）的意譯而來。śamatha意為止，意思是靜息動心、遠離邪念、止滅煩惱、使心安住於一境。vipassanā意為觀，意思為生發智慧、靜明觀照、觀想事物的真性，即使心靈直接契合所觀的物件，與之冥合為一。在戒定慧三學體系中，「止」對應戒、定二學，「觀」則對應慧。一言以蔽之，止觀是指主體以某一內部意象為目標，透過對感知、情緒、思維等心理機能的控制，止息妄念，以智慧如實觀照所緣境像的證心方式。

換言之，傳統禪學中的禪定／止觀，就是在掃除妄念的基礎上入靜，隨著入靜的深化而徐徐地進入定境，最後在定境中明心見性。這裡所說的妄念是指眼、耳、鼻、舌、身、意這六根對客觀和主觀事物的辨認和思考。而入靜階段，相當於道家所說的識神和元神之間的過渡階段，類似佛洛伊德所說的「潛意識」和榮格所說的「個人無意識」。

值得注意的是，西方學者常常將正念與禪定結合起來，稱為「正念禪修」（詳見下文《正念禪修》篇）。從本質上說，正念是禪定的一部分，也是最為重要的一部分。因為禪定中最重要的部分並不是盤腿而坐等規定，而是全神貫注、集中精神等注意力訓練。可以說，只要達到了精神上的正念，也就達到了禪定的大部分效果。

在現代用法中，禪定多指一種自我體驗、自我覺知的精神集中行為。從心理生理學的視角看，禪定是指有意識地對注意的自我控制。故吳可為提出：「從現代知識體系的視野來看，小乘佛教的禪定可納入深度心理學的範疇。」

二、禪定修習的要領

在不同的派別中，禪定修習的方法不完全一樣。但其修習要領區別不大，主要包括以下兩方面：

(一) 修止

修止是指透過專注於某一意象或觀念、專注呼吸、念誦佛號咒語等，將「心」安住在視覺意象、聲音意象、呼吸意象、身體意象和心境上，使心神安定，分散的心思專注於禪定意境，進而體驗自己無念無想明鏡般的空寂本性。有學者提出，止作為一種心理狀態，其心理過程有三個層次：(1)自我意識明顯控制層次，(2)自我意識模糊控制層次，(3)潛意識控制層次。

可以看出，止作為禪定修習的基本技術，不僅能幫助修禪者更有力地管束自己的「心念」，改變因無法控制自己的「心念」而導致的心思散亂、煩惱不斷的狀況，達到專注一境、心不散亂的內心狀態；而且能接通意識和潛意識，並最終進入潛意識狀態。

這一作用有如宗薩欽哲仁波切在《佛教的見地與修道》中所描述：「首先，剛開始修行專注時，你的念頭會如瀑布一般出現，即所謂『認出概念的生起』；隨後由於專注，心境念頭會如急流撞上岩石，形成漩渦，然後又回歸寧靜，即『概念休息』；繼續下去，類似河流中的水潭，受干擾會產生漣漪，其他時候則平靜無波，即『概念疲憊』的體驗；第四種如有波浪的海洋，即使生起種種心靈構想，但只要有正念即能立刻平息下來，即『收集概念』；隨後第五種體驗也會到來，類似無波浪的海洋，無論什麼事情發生，海洋自不動，即不再需要什麼方法去對治種種出現的問題，是一種『不收集概念』的體驗，身體會如羽毛一般輕，心完全能受到控制，煩惱大部分都無。經歷了這五種體驗後，心的造作會越來越不活潑，逐漸失去對你的控制力」。

㈡ 修觀

觀指集中心念想像某一物件，對應於「戒、定、慧」三學中的慧學、智慧，是一種通達真相及究竟的能力，是禪學用以把握和淨化自心、斷滅煩惱的根本方法。主體以禪學智慧觀察世界，觀照真理，主體心靈直接契入所觀的物件，並與之冥合為一，而無主客能所之別，這就是「觀」；或者主體觀照本心，反省本心，體認本心。

修觀又分觀想修、觀察修及觀照修。觀想修的心理基礎是想像，想像一些外物等；觀察修的心理基礎是思維，透過佛教的教理來思維，調整自己的心念，明白所謂事物的名稱等等皆是意識的設定，所有的一切都是自己「心」的造作，而心念也本是因緣所生，這樣透過層層的推理，融會貫通佛教義理；觀照修是運用我們自身的覺察力，觀照自己的心念，看每一個念頭的起落來去，而不做任何判斷，只保持最簡單的觀照，最終達到對事物本質的真實認識。

需要注意的是，這裡的想像、思維、觀照均不同於我們日常意識狀態中的想像與思維，而是處於潛意識狀態中。

三、禪定修習與現代心理療法的關係

㈠ 禪定修習與精神分析療法的關係

精神分析的創始人佛洛伊德認為，人格結構是由意識、前意識和潛意識構成的。意識是心理的表層，是同外界接觸直接感知到的稍縱即逝的心理現象，在心理活動中只占冰山一角，而冰山的絕大部分是潛於水下的潛意識；前意識是指能夠進入意識中的經驗，它防止潛意識中的慾望未經檢查而進入意識，是意識和潛意識的仲介；潛意識是指被壓抑的慾望本能衝動，決定著人的意識活動。佛洛伊德的精神分析理論和禪學都強調人性中非理性的一面，認為意識的深層存在著強大的非理性力量，佛洛伊德稱之為潛意識中的本我，禪學稱此為貪、嗔、癡等不良心理活動，這是導致人生煩惱的根源。

在精神分析心理治療的過程中，透過使無意識成為意識，患者得以一步步面對自己內心的衝突和恐懼，以及對世界的種種幻想，從而消除人格失調和認知歪曲。從上文可知，禪定修習的作用與此一致，也可以將潛意識的內容意識化。因為，禪修中的禪定狀態，正是人的潛意識活躍的時候，利用這一狀態可以將潛意識的內容意識化。從某種程度上可以說，禪定修習是人類早期探索潛意識的學說。

其次，精神分析和禪定修習在意識化的具體方法上都使用了內省法，精神分析強調的「均勻懸浮」態度與禪定修習過程中的「正念觀照」狀態大致相似。

此外，精神分析中患者的「自由聯想」也頗類似於禪定修習中的「放下自我」，都是要求放下「記憶和慾望」，只是具體過程略有差異。精神分析認為現今的精神狀況是由幼年時的創傷經歷所造成，要治癒心理疾病就需要從個體的童年經歷開始，試圖站在現在的角度重新審視過去的經歷，撫平過去的創傷以達到心理治療的效果。由於精神分析要分析來訪者過去的心理創傷，這必然會引起來訪者的抗拒，要消除抗拒，需要諮訪雙方付出艱辛的努力，精神分析的治療時間較為漫長，有時甚至長達數年，對來訪者而言，在精神和物質上都是極大的負擔和考驗。禪定則更重視參禪者當下的感受和體驗，不注重在禪修者過去的經歷和創傷，直接對當下的本心進行認識和自省，超越自我的侷限，提升自我境界；禪修者不需要頻繁地與禪師交流溝通，更常是在生活中進行自我修行。

㈡　禪定修習與認知療法的關係

認知治療學派認為，人是理性的動物，由於受自身生理外部自然環境和社會因素的綜合影響，在建構自己的認知經驗時，會形成合理或不合理的想法。這些想法又進一步決定人們對壓力事件的反應，造成對相同的事件做出不同的情緒與行為反應。也就是說，人的情感和行為受他們對事件的知覺影響。但這種影響不是取決於個體自身的感覺，而是取決於人們自身構築的情境。認知療法強調「負面慣性思維」和「功能失調性假設」對個體情緒的影響，認為是這兩者造成了個體的情緒障礙，而有情緒障礙的個體又更容易以扭曲的方式來看待客觀事物。

這種扭曲的認知方式在禪學中被稱為「妄念」。禪定修習的重要一步就是「旁觀」這些念頭，看著它們出現、停留、自行消散，但不作評判。正如《楞伽師資記》中記載：「亦不念佛，亦不捉心，亦不看心，亦不計心，亦不思維，亦不觀行，亦不散亂，直任運」。久而久之，就可能達到慧能提出的「無念」、「無相」、「無住」的狀態，做到「於念而無念」、「於相而離相」。因此，禪定修習的過程就是認知治療的過程。

(三) 禪定修習與行為療法的關係

首先，禪定修習能起到行為療法中放鬆技術的作用，修習者透過調整動作姿勢（調身），數息（計算呼吸次數）、隨息（調息）的方式，將自己的注意力集中在當下，棄除妄想雜念，達到一種平靜、放鬆，甚至「恬淡虛無」、「思維停滯」的狀態。這時，人體的生理會發生正向的改變。

其次，禪定修習從一開始就運用了行為療法中「暗示」這一心理治療手段，要求修習者堅信透過修禪可以去除雜念、使自己的內心平靜、最終可見性成佛等。禪修時入靜所致的意識改變狀態與催眠狀態相當接近，讓人處於身體放鬆、內心寧靜的狀態，而且意識清晰，甚至比平常更清晰。禪修入靜時，修習者能夠直接打開橫跨在意識與潛意識之間的那扇封鎖的門，直接進入潛意識的黑盒子，搜索其中的創傷、壓抑、慾望以及久遠的記憶，直接顯現意識想隱藏的事情。

此外，禪定修習中觀想的修習，具行為療法中的想像減敏療法、厭惡療法的作用：透過改變其執著的某種認知來達到改變行為的目的。例如，不淨觀（觀想）的修習是透過想像，使個體明瞭自己的身體僅僅是填充了血肉、心、肝、脾、胃、腎、膿血、屎尿等不淨之物的一副白骨而已。從而對自己的身體產生厭惡，不再執著於為了不斷滿足身體的種種慾求而對飲食、衣物、金錢、性等方面所產生的貪著。進而逐步減少慾望，達到解脫。

我們要當心，別讓智力變成我們的神。它固然有強大的力量，可是卻缺乏人格。它不能統治我們，只能為我們服務。

——愛因斯坦

病人需要某種體驗，而不是某種解釋。

——弗洛姆．萊克曼

引入正念並不是要訓練某種禪修功夫，而是希望能為病患找到一個承受痛苦與解脫痛苦的有效工具。

——喬．卡巴金

正念禪修篇

我們如何反應與事情本身可能並沒有多大的關係，關鍵在於我們對於事件的看法。

——丹尼爾・西格爾

要成為自己的心理醫生，你不必學習一些大道理，只要每天審視你自己的心。你每天都檢查物質的東西——會去看看冰箱裡的食物不夠，為什麼不看看你自己的心態？審視自己的心可重要得多！

——喬西喇嘛

將漫遊的注意力一次又一次刻意地拉回來的能力，是判斷力、性格及意志的根基……改善這種能力的教育等同於卓越教育。

——威廉・詹姆斯

第4章
關於正念禪修

正念禪修儘管是佛教徒自古以來修習的一種方式，卻與現代生活息息相關。這種相關性，跟佛教本身或成為佛教徒並沒有必然的關係，倒與覺醒、與自己以及世界和諧相處有莫大的關係。本章將對正念禪修的概念、正念的特質、對正念禪修的常見誤解、正念禪修的價值進行論述。

什麼是正念禪修

正念禪修，古印度的巴利文稱為Vipassana，漢譯為毗婆舍那觀禪，又譯為正念、四念處或內觀禪修等。其根源可追溯至二千五百年前釋迦牟尼佛的教導，基本思想是：萬事萬物都是生滅變化的（無常），但是人卻會對本質無常的愉悅感受，產生習慣性的貪愛、執取的反應，希望其永駐，而對不愉悅的感受則產生嗔恨、排斥、壓制等反應，希望它快快消失。因此，禪家認為，人類痛苦煩惱的真正根源不是外在的各種刺激源，也不是感受本身的愉悅與否，而是這種貪、嗔等錯誤的反應方式。如果能去掉這種習性反應，就可從痛苦中澈底解脫。正念禪修正是這樣一種努力，即透過對各種感受僅僅是單純的觀察與覺知（即正念），發展對一切感受毫無貪嗔、完全接納的平等心，透過日益微細與敏銳的覺知力和日益擴展的平等心，使人達至最終的覺悟與解脫。

這種禪修方式一直透過口傳的方式保存在緬甸等南傳佛教國家。具體的修習方式，大都由呼吸及行住坐臥等過程中，觀察當下自然產生的身心感受入手，強調接納與覺知此時此地實際的身心感受，既不贊成以持誦某種音聲、專注於某處某神等方式來加強注意力，也反對用暗示或想像等方法尋求或創造入靜或舒適的感受，沒有強烈宗教色彩，這也是禪修與其他靜坐冥想的區別之處。在二十世紀七、八〇年代，正念禪修被介紹到西方，為心理學界所注意，經過喬·卡巴金等學者的系統研究，漸漸改良和整合為當代心理治療中最重要的概念和技術之一，成為調養心身，以及治療焦慮症、抑鬱症及其他心理疾病的有用工具。

從目前西方心理學界比較流行的正念內容看，儘管其來源於佛學，但已不是完全等同於佛學中正念的含義，主要指「內觀」，即對當下所發生一切的全部覺察，不進行任何判斷取捨，生活在此時此地。例如，喬·卡巴金博士將「正念」定義為「一種覺知力」：是透過有目的地將注意力集中於當下，能不加評判地覺知一個又一個瞬間的一種覺知能力。

以進食為例來瞭解此「覺知」過程。如果在進食時保持正念，我們就會主動感覺吃的過程，並留意吃的感受以及我們的反應。還會注意到自己是否正在專心吃飯，一旦發現自己分神了，就有意識地把注意力帶回進食的過程。如果沒有保持正念，我們以為知道自己正在做什麼，但也許同時還在思考其他一百零一件無關的事情，或邊看電視、談話或閱讀，甚至同時做這三件事情！這樣，我們並沒有在用心吃東西。我們也許只是隱約地感覺到身體，而對心念和情感知之甚少。

當我們對心念只有模糊的感覺，它們就會隨意攀緣，不會主動將注意力帶回到吃的過程。它們沒有目的性。而目的性是正念非常重要的組成部分。若我們致力於體會當下，體會無論是呼吸、某種情緒或像進食這樣簡單的行為，就是在積極地培育正念。如果讓心任意攀緣，各種念頭都可能生起，包括那些反映惱怒、貪愛、憂愁、報復、自憐等負面心念。若放任這樣的心念，我們將強化相應的情感，並給自己帶來痛苦。當我們有目的地將意識脫離這些心念而帶往某個「錨點」時，我們將削弱它們對我們生活的影響力，並為寧靜和愉悅的心境創造了條件。下面，我們借助瑪莉·奧利佛的詩《征途》來描述什麼是正念禪修：

有一天，你終於知道你必須做什麼，並開始行動。
雖然你周圍的聲音一直在喊叫著壞建議；
雖然整個房子開始發抖；
你感到陳舊的繩索絆住了你的腳踝。
「改善我的生活」
每個聲音哭喊著。
但你絕不停止。
你知道你必須做什麼。
雖然風用它僵硬的手指撬動這個根基，
雖然他們的憂鬱真實可怕。
天已經晚了，
一個瘋狂的夜晚，
路上塞滿了斷枝和石頭。
但是，漸漸地，

你將它們的聲音拋在身後。
星星穿越雲層散發光輝，
一個新的聲音出現，
你慢慢地意識到它是你自己的聲音，
伴隨著你。
當你越來越深入地步入世界，
決定去做你唯一能做的事——
決定去拯救你唯一能拯救的生活。

正念的特質

正念是一種「反射鏡式」的思維，只是「如其所是」地「看」所發生的事，但不會有主觀判斷。它至少具有以下幾方面的特質：

㈠ 接納和不作評判

正念是不帶評判的觀察，它是內心無私觀察的能力。有了這個能力，一個人才可能不以責難和評判的態度來看問題。他不會為任何事情感到驚訝，他只是不偏不倚、如實地看待當下的經驗，既不決定也不評判，只是觀察。就像科學家在用顯微鏡觀察物體一樣，沒有任何先入為主的意見。

如果我們不能在事情發生時接受內心的各種狀態，就不可能客觀地觀察心裡發生的事，對於焦慮、抑鬱、恐懼、憤怒等自己不喜歡的心理狀態而言更是如此。為了觀察自己的焦慮和恐懼，應該先去接受我們的焦慮和恐懼。如果不能完全接受自己的情緒，我們就不可能檢視它。對於惱怒、激動、挫折及其他令人不舒服的情感狀態來說也是如此。因為我們沒有能力一邊忙著抵抗某些事情，還能一邊澈底地檢視它。對於任何我們擁有的經驗，正念都一概接受。它只是生命的另一個事件，另一個該被覺知的事而已。沒有驕傲、羞愧、自卑、惱怒等個人情緒，它是什麼，就是什麼。

正如禪家所言：「你若明白，事物只是呈現原來的面貌；你若不明，事物依然呈現原來的面貌。」接納也不是被動的，而是一種心靈的意志運動，願意包容面前的一切。正如電影《希臘人左巴》裡說的：「麻煩？生命就是麻煩，只有死了才不麻煩」；「生活就是捲起你的袖子，擁抱麻煩」。而且這種包容往往需要從自己開始。正如榮格所說：「也許我自己就是必須被愛的那個敵人。」

(二) 不偏不倚的覺察

正念是一種不偏不倚的覺察。它不會靠邊站，不會執著所認知的事和人，它就只是覺知。正念不會因為好的心理狀態而入迷，也不會嘗試迴避不好的心理狀態。它既不會執著樂，也不會逃避苦。正念平等地對待一切經驗、思維與感覺，它沒有任何壓抑，也沒有個人的好惡。

這種不偏不倚的覺察能讓我們走出否認心態，而否認會破壞我們的自由。例如，否認身體有病的糖尿病患者是不自由的；否認以其生活方式為代價的筋疲力盡的工作人員，否認因熱愛文學而想當作家的自我批評者，也是不自由的；否認貧困和不公正現象的社會，也會失去其相當部分的自由。如果我們否認自己的不滿、自卑、憤怒、痛苦、妒忌，將受更大的苦。如果我們否認自己的價值觀、信仰、抱負，也必將會受苦。

只有當我們真正不偏不倚地覺察時，內在才會真正地開放。正如下面這句話：「理解、慈愛和智慧的出現和興旺，無關於任何外部的傳統」，「這種事完全是自發的，它發生在一個人無恐懼地詢問、琢磨、傾聽並觀看的時候。如果自我關注是寧靜閒置的，那麼天地就是開放的。」

有了不偏不倚的覺察，就可即時識別內在的各種經驗，並向它們禮敬，如：「啊，這是悲哀」；「現在是興奮」；「嗯，是的，衝突」；「是的，恐懼的念頭出來搗蛋了」；「哦，現在是痛苦，還有評判」等等。佛陀說：「我們可以在黑暗中點燃一盞燈」。這種不偏不倚的覺察就像這盞燈，能帶我們離開幻念和無明，從而走向解脫。

㈢ 純粹的覺知

正念是非概念性的覺知。它不是思考，與思維或概念都無關，也不會停留在觀念、意見或記憶上，它只是純粹的覺知。

例如，當你初次認識某事物時，在你將它概念化或確認之前，會有短暫的純粹覺知。這個覺知狀態通常只維持很短的時間，就在你把眼睛與心集中在事物上的那一瞬間，在你把它具體化、在心裡鎖定它、從其他事物中抽離出來之前。它在你開始想起來，以及你的心裡說：「哦，那是一隻貓」之前就發生了。那個焦點柔和、瞬間流動的純粹覺知就是正念，有點像是以眼角餘光看事物，有別於正眼所見。

然而，這個柔和與非集中的瞬間覺知，卻包括了一種非常深刻的認識，那是你把「心」集中並將物件具體化後所缺乏的。在我們平常的認識過程中，正念的步驟是轉瞬即逝的，因而不容易被識別。我們往往養成了只注意其餘步驟的習慣，聚集於命名、比較、歸類、貼標籤上，以及涉入一長串符號的「慣性思維」中。

實踐證明，當你在任何預定的時間裡只是「純粹地覺知」而不是對正在發生的事情陷入「慣性思維」時，你就會延遲對情景的反應，一直到所有的資訊被正確看待為止。很多時候會發現，遇到刺激時，最聰明的反應是「按兵不動」。用老子的話說，這種「純粹的覺知」可達到「以天下之至柔，馳騁天下之至堅」的效果。

㈣ 當下的覺知

正念是當下的覺知，它就發生在此時此地。它對現在正在發生的事件進行觀察。它永遠待在現在，永遠都在時光前進的波峰上。例如，如果你回想起小學三年級時的老師，那是回憶；接著，當你覺知到自己正在回憶小學三年級時的老師，那就是正念。如果你再把這個過程概念化，並對自己說：「噢！我正在回憶。」那是思維。

透過正念訓練，我們就可以一點一滴地從舊的思維模式（慣性思維——對任何刺激源自動做出反應）中解脫出來。這樣，我們就能夠專心並欣賞每次豐富和複雜的經歷；會開始明白自己要做的正是眼前的事情。久而久之，我們將會慢慢實現從無察覺到覺察狀態的優雅轉身，生活在「此時此地」之中。

㈤ 不認同身分

不認同身分又常被稱為「無我的警覺」，即是不以自我為中心的警覺。秉持正念看一切現象的人，不會有「我」或「我的」這樣的概念。例如，如果你的右腿疼痛，一般的意識會說：「我有個地方痛。」使用正念的話，一個人只會注意到感受就是感受，如「哦，這是痛」。他不會附加一個額外的「我」的概念在上面。正念禁止一個人對認識增添或減少任何東西，他既不會增加，也不會強調任何事物。他只是「如其所是」地觀察，安住在覺知本身中。

在禪學中，不認同身分即是達到了真正的和平、涅槃。如果我們做到了不認同身分，就可以恭敬地關心自己和他人，而且不再受拘於恐懼和「小我」意識的妄想。

㈥ 覺知變化

正念覺知變化，它觀察經驗之流。它看著事物變化，看著一切現象出生、成長與成熟，也看著現象衰敗與滅亡。正念須臾不離地持續看著事物。它觀察一切現象，不論物理、心理或情緒，以及任何在心裡呈現的現象。正念修習者則只是坐著看表演的觀眾，看著事物如波浪一樣地生起與消逝；看著事物如何讓我們產生感覺，以及我們如何對它做出反應；看著這件事情如何影響周圍。在正念禪修中，修習者只是旁觀者，他的唯一任務是持續追蹤內在世界的無常表演。

此外，還需注意的是，在正念禪修中，修習者關心的並不是外在世界，而是自己內在的世界。他探究的領域是自己的經驗，是自己的思維、感覺與認知。

對正念禪修的常見誤解

一提到「禪修」，許多人馬上會想到持誦神秘咒語，甚至降妖伏魔。少部分人還可能把禪修與迷信聯繫在一起。目前市面上也有許多關於禪修主題的書籍，其中多數都是出自特定的宗教或哲學傳統，雖然許多作者並未明確指出來。他們將一切說得好像是普遍法則，實際上卻是只限於特定修行派系的特殊理念。這就容易導致許多人對禪修存在著許多誤解，甚至對禪修望而生畏。

本篇目的相對明確，只討論內觀系統的正念禪修，教導你「如其所是」地「看」。修習的主旨不求特殊的開悟境界，不企圖達成有別於當下的超常意識狀態，不參公案或話頭，更不主張透過專注禪定引發三昧境界。而是僅僅希望幫助修習者達到如下的存在狀態：沒有焦慮和恐懼地在此時此地過著自己的日子，維持著感官的開放度，留意身心在每個當下的反應及變化，逐漸增強對身體的覺知，越來越細微地去發現意識底層的焦慮和緊縮傾向，並學習如何替瞬息萬變的思維活動加標籤，以勘破那些在早期養成過程中所產生的「妄念」。下面將簡要介紹一下對正念禪修的常見誤解。

誤解一：正念禪修只是一種放鬆的技巧

有時候正念禪修的確會帶來放鬆的感覺，但有時又沒有這種感覺。不同的目的是造成差別的原因。當你想放鬆的時候，你可以投入到很多活動中，像看電視、讀書、躺在床上做深呼吸練習……而正念禪修的目的僅是不加評判地專注於你選擇的任何事物或體驗，放鬆感只是其副產品而已。

為了放鬆的目的而修習正念實際上是一個陷阱。如果你修習時未感到放鬆，你的意識可能會被「自己怎麼無法放鬆呢？」這種想法所占據，導致沮喪、焦慮和失望，並使你陷入惡性循環，把你推向更加焦慮或抑鬱的狀態。

誤解二：正念禪修是指培養一種正確的思考

受目前流行的「正能量」一詞的影響，許多人也望文生義地把正念禪修錯誤地理解成培養一種正確的思考。其實，「正念」的「正」，在古印度的含義中無關「正義」或「善」，而更接近「如實」，就是如一件事情的實際。

我們修習的正念不是一種智力的瞭解，不是用更多的思考來改變你原來的思考，而只是覺知，觀照念頭本身，也就是承載著念頭。觀照心念而不被拉走，你就可以從中學到非常深刻的解脫智慧，幫助你不再被那些思考模式禁錮得那麼森嚴。那些思考模式在內心往往非常強烈，卻常常是狹窄、不精確、自我中心、慣性到囚禁自我的地步，甚至在根本上是全盤皆錯的。如果培育了正念，我們便能超越思考或站在思考的背後，猶如在山洞內發現利於眺望的地點，或在瀑布後大石上的凹處：我們仍看得見、聽得到瀑布，但我們置身於激流之外。

只要我們持續進行正念修習，思考模式便會自行改變，變得可以滋養生命中的統合、智慧和慈悲，但這種改變並不是因為我們努力以一個更清淨的念頭去取代另一個念頭。相反的，是去瞭解念頭的本質就是念頭、感覺的本質就是感覺，瞭解我們和這些念頭、感覺的關係，然後使這些念頭、感覺可以為我們所用，而不是反其道行之。

當然，如果我們決定做正面的思考，可能也會有用，但這不叫正念禪修，只是更多思考，而且很容易會變成正面思考的禁臠，如同我們曾經是負面思考的禁臠一樣。正面思考也可能會有約束、片段、不精確、錯覺、自我中心與錯誤。例如，當你很沮喪時卻假裝自己很開心，這不僅會出現可信度問題，連自己都不相信，而且如此辛苦的做作還會引起生理上的痛苦。研究表明，不管是誇大災難還是裹上糖衣，當你做得太過火時，就會導致心裡出現內在衝突，進而向杏仁核發送錯誤資訊，引得它開始大聲抗議。

誤解三：正念禪修是聖賢所為，不適合一般人

這種態度很常見。的確，許多聖者都修禪，但是他們並非因為他們是聖者而修禪，那是本末倒置的說法。他們之所以成為聖者乃是因為他們禪修，禪修是他們到達彼岸的方法。其實，排除處於發作期精神病患者之外，大部分人都是適合正念禪修的，精神官能症患者尤其適合。

認為自己不能禪修，就像認為自己不能呼吸、專心或放鬆一樣，但事實上幾乎每個人都可以輕輕鬆鬆地呼吸，在正確的情況下，也幾乎每個人都可以專注、放鬆。

人們常將禪修與放鬆，或必須達到、體驗到某種特殊境地混為一談，所以，一旦試了一兩次，卻沒達到什麼效果，或沒有什麼特別感覺，就會認定自己是無法禪修的人。

的確，禪修需要能量和持續下去的決心，可是，「我不想一直坐下去」不是比「我不能」更精確些嗎？事實上，任何人都可以坐下來，專注於呼吸或心念，何況你還不必坐下，你可以走動、站立、躺下、金雞獨立、跑步或沐浴。只要保持這狀態，即便只是五分鐘，也需要刻意而為。

所以，若要使禪修成為生活的一部分，這多少需要些紀律，說自己無法禪修，其實是不願花時間在這事上，或者試了，卻不喜歡那份感覺，那不是他們所尋找或希望的，亦或是沒達到他們的期望。所以，也許應該再試一次，只是要記得保持注視與覺察。

誤解四：正念禪修是在逃避現實

剛好相反，正念禪修是緊扣現實的。它不會把你與生命中的痛苦隔開來，反而是幫助你更深入生命中的一切層面，好讓你能突破痛苦的障礙，超越苦厄。修習正念是以面對現實為出發點，完全體驗生命的實相，並且如法而行。它讓你看穿假象，跳脫過去你一直告訴自己的優雅謊言。事實就是事實，你就是你，在缺點與動機上欺騙自己，只會讓你愈陷愈深。正念禪修不是試圖讓你忘卻自己，或掩飾你的煩惱。它的目的是讓你能如實觀察，並且完全接納事實。只有這樣，你才有可能改變它。

誤解五：正念禪修危險，一個謹慎的人應該避開

任何事情都有一定危險，如過馬路可能被車撞到，洗個澡也可能會弄斷脖子，甚至喝水還可能被嗆死。正念禪修，則可能會勾起你對過去種種不好的回憶。已經在心裡壓抑許久的東西突然冒出來可能會很嚇人，不過，探索它是相當值得的。沒有一項活動完全沒有風險，但這並不表示我們就應該把自己裹在保護繭中。那不是生活，而是提前死亡。面對危險的方法是先瞭解大概的情況：有多嚴重、關鍵點以及如何解決等等。正念禪修是開發覺知，本身並不危險。相反的，增長覺知是對抗危險的保障。如果方法正確，正念禪修是非常溫和而且漸進的過程。

正念禪修的價值

一、修身養性、完善人格

教育、藝術、宗教等，都具有修身養性、完善人格作用，但並不完全可靠。有些人迫於名利及權勢等欲望的誘惑，接受了教育、藝術、宗教的薰陶，在人前也能表現出高尚的人品和聖潔的行為，他們的內心卻可能包藏著不可告人的熊熊野心和陰謀詭計。典型的例子如金庸《笑傲江湖》中的偽君子岳不羣，他暗中為了自己的目的幹著喪盡天良的事，一邊又滿嘴仁義道德、慷慨激昂地說話。

為什麼會這樣呢？因為不論是宗教的教條、教育的倫理、藝術的欣賞，均是外來的灌輸，甚至是權威的高壓、懲罰，這些與個人內在的慾求未必都能夠吻合。正如著名心理學家許又新教授提出：「懲罰不可能培養出高尚的情操，它只能塑造出偽君子或者自卑、自責和自我折磨的人，也可能使人走上犯罪道路。」

正念禪修與此不同，是修身養性、完善人格的良好方法。它不需要教條來施予任何壓力，而是透過內發的自覺而達到人格昇華的目的。倫理、道德對於長期堅持正念禪修者是沒有用處的東西。而且，宗教的教條、倫理的標準、道德的尺度，均會由於時代、環境及物件的不同而失去其通用性。

禪雖脫胎於佛教，但因其「不假外緣」、「不立文字」，被認為是萬古長青的修習法門。禪家認為，人們苦惱的根源，是以「我執」為核心的無明，用心理學術語來說就是對於自我的執著導致錯誤的認知。而正念禪修的實踐，是將「自我」這樣的東西像剝芭蕉樹一樣地把一層妄念又一層妄念剝光之後，不但見不到一個裝模作樣的「我」，甚至連一個赤裸裸的「我」也見不到。

只要堅持修習，你自然會發覺你過去的存在，只不過是存於一連串煩惱妄念的累積之上，那不是真正的你。真正的你是與一切客觀的事物不可分割的，客觀事物的存在，是你主觀存在的各部分而已。你也會發現，其實自己不必追求什麼，也不必厭棄什麼。到了這樣的程度，你必定會是一個熱愛人類的人，也會是熱愛一切眾生的人。你的性格將會開朗得如春天的陽光；即使有時會因為某種原因，出現喜怒哀樂的表情，但內心則是經常平靜而清澈得如秋天的明潭。

所以，堅持正念禪修的人，就會破除「我執」，找到自己的「本來面目」，達到明心見性、心靈自我超越的境界；而不會向別人掩飾什麼，也不會為了改造自己而感受到來自外在的壓力，更不會像忍受著痛苦割除毒瘤那樣地去掙扎。用人本主義心理學家羅傑斯的話來說，堅持正念禪修的人就是「真誠」的人，即「變成自己」，「從面具後走出來」的人。

概括正念禪修在修身養性、完善人格方面的正面作用，至少有以下方面：

㈠ 定力的增強

正念禪修的目標在於觀察，而非希望、衝動、欲望和奮鬥的滿足，它只強調對當下的觀察，注意保持「只是」的狀態，限定在記錄所觀察到的身心事件，卻不加以反應，任何反應或進一步的動作都會被立即納為只是注意的物件。禪學把這種「只是」的狀態稱為「心一境性」，能增強定力。

正如張澄基教授所說：「專注一境、妄念不生，就能達到——一、制伏潛意識中的種子使之不能現行；二、無暇亦不能接受外境對感官之刺激。」

㈡ 感受的敏銳性

正念禪修中非常注重感受，感受時時刻刻都在身上發生，身心的每一個接觸都會產生某種感受，心缺乏足夠的專注力，只能察覺到較粗重的感受。經過正念修習以後，「心」就會變得敏銳，如此的感受，也就是變成了他自己感受的「見證人」。正如馬哈裡士所說：「意識的純粹狀態是對自己完全開放地體驗自身，如與現實的互動……意識知道自己是認知者，也是被認知的物件，這是獲得知識的過程。」用心理學的專業術語來說，正念禪修使「自我」同時具備了作為經驗之主體和客體的能力，使內在的和外在的知覺都會變得更靈敏，色彩變得更明亮，內在的世界變得更豐富。

早期視知覺敏感性的研究也發現，三個月的強化正念訓練可以顯著提高個體的視覺敏感性。經過訓練後，個體不僅可以覺察到持續時間更短的閃光還可以分辨出間隔時間更短的閃光。

㈢ 動機的轉向

在正念禪修實踐中，修習者需要保持「純粹地覺知」和「不作評判」，這樣就有助於使動機朝著更健康、更具有超越性的方向轉化。特別是沉溺和厭惡的強制性力量得以減少，動機的物件或種類也不再分散而是更加集中，不那麼看重得到而更看重給予，欲望也逐漸變得較不自我中心而更自我超越。從而達到禪家「無緣大慈，同體大悲」的境界。用心理學家馬斯洛的話來說，就是向更高的需求層次攀升。愛因斯坦對此也有一段精闢的論述：

> 我們的任務是擴大悲憫的範圍，將自我從牢籠中解放出來，擁抱所有的生靈以及自然界中的一切美好。沒有人能完全實現這個目標，但為了實現這個目標的努力，本身就是一部分解放，就是內在安全感的基礎。

二、醫學和心理學價值

禪修與身、心之間的關係，近年來已成為醫學界和心理學界的顯學，許多醫學家和心理學家紛紛投入相關研究，從六〇年代起，西方就開始研究禪修對心理、生理、行為和環境的好處，比如增加快樂、減輕壓力、增加智力、增強創造力和理解力、改善人際關係和生活品質等等。之後，他們把禪修技巧融入心理治療和內科疾病治療等領域，透過各式最新儀器的檢測，也陸續獲得不少珍貴的研究成果。

根據日本京都大學心理學教授佐藤幸治博士所著《禪のすすめ》中的報告，坐禪具有十種心理方面的效果：⑴忍耐心的增強；⑵治療各種過敏性疾患；⑶意志力的堅固；⑷思考力的增進；(5)形成更圓滿的人格；(6)迅速地使得頭腦冷靜；(7)情緒的安定；(8)提高行動的興趣和效率；(9)使肉體上的種種疾病消失；(10)達到開悟的境地。

根據日本長穀川卯三郎博士所著《新醫禪學》中的報告，坐禪具有十二種功效，能治十二種疾病：(1)治療神經過敏症；(2)胃酸過多及胃酸過少症；(3)鼓腸；(4)結核病；(5)失眠症；(6)消化不良；(7)慢性胃下垂；(8)胃、腸的弛緩；(9)慢性便秘；(10)腹瀉；(11)膽結石；(12)高血壓。

美國北卡羅來納大學芭芭拉·弗萊德里克森教授及同事研究證實，以善待自己和他人為核心的禪修有利於促進正向情感，進而催生更加強烈的生活熱情。僅僅經過八週訓練之後，正念修習者可以強化目的感，消弱隔離感和疏遠感，同時還可以減輕各種疾病症狀，包括頭痛、胸痛、充血和虛弱。

紐約羅徹斯特大學的柯克·布朗和理查·賴恩發現，正念禪修越多的人就越容易參與要求更高的活動。也就是說，他們做事情並不是因為別人要求他們或迫使他們去做。他們從事某些工作也並不是為了改善自己在他人眼中的形象，或者改進他們的自我感覺。相反，那些懷有更多正念的人，會花更多時間做他們認為真正有價值的事情，或者他們只是發現其中蘊藏著無窮的樂趣。

由美國國家衛生研究院資助的一項研究表明，從二十世紀六〇年代開始，西方人實施的禪修練習（超脫禪修）使死亡率大幅下降。與對照組相比，在十九年當中，禪修組因心血管疾病死亡的數量下降了百分之三十，因癌症死亡的數量下降了百分之四十九。這種顯著效果相當於發明了一種全新藥物，同時又沒有藥物產生的副作用。

比利時根特市的吉斯．范．赫林根教授的診所，抑鬱症病人接受治療期間即可進行禪修訓練。他的診所發現，雖然大部分患者都在服用抗抑鬱劑，但是正念禪修可以將復發概率降低百分之三十至六十八。對於禪修能否替代藥物治療這個問題，埃克塞特市的津戴姆．庫伊肯教授和同事以及多倫多的津戴爾．賽戈爾和同事都表示，患者在停用抗抑鬱劑後如果進行八週正念認知療法訓練，與繼續服藥的患者相比，效果相當或者更好。

加拿大蒙特利爾大學的皮埃爾．瑞文利研究員和他的同事發現：飽受慢性疼痛（如關節炎和後背疼痛）折磨的病人如果進行禪修，可以明顯緩解疼痛的程度。這項研究成果發表在《疼痛學期刊》上。研究者讓十三名疼痛患者進行禪修鍛鍊一段時間後，採用核磁共振成像技術發現：儘管病人還會意識到疼痛的存在，但他們的痛感已經明顯減輕。與不進行禪修練習的病人相比，這些患者對疼痛刺激的壓力性明顯減弱，與認知、情緒和記憶相關的前額皮質、扁桃腺和海馬體的活性都相應下降。這項研究的首席作者認為禪修完全可以作為醫學治療手段的輔助替代手段，讓病人從被動的承受痛苦轉變到主動的透過低強度的體育鍛鍊降低痛感，其作用機理在於禪修可以減弱大腦中相應部位對疼痛感覺的加工處理過程。

王豔明等人以一強迫症患者為物件，進行為期四週的密集的觀呼吸訓練。結果發現，從第二週會談開始，來訪者報告注意力等開始改善，並在最後一次諮詢時（第四週）報告症狀消失，一年後的隨訪發現症狀依然得到一定程度的控制。從而認為，觀呼吸技術可能對某些強迫症患者有治療價值，值得關注。

第5章 正念禪修治療精神官能症的原理

大量的研究證明，正念禪修對焦慮、抑鬱的減輕會產生正面的影響。它在極難控制情緒的人、患有強迫症的人和患有普通疾病（比如慢性疼痛）的人身上已經得到了成功的應用。正念禪修提供的超脫式的旁觀所帶來的好處能夠幫助我們有效地應對各種壓力。也就是說，正念禪修可以有效地治療精神官能症。下文將對正念禪修治療精神官能症的原理進行剖析。

轉變大腦的反應模式

一、精神官能症患者大腦的常見反應模式

為了生存的需要，所有的哺乳動物都具有「戰」或「逃」的自救能力。這種反應模式在野生環境中非常有用，整個過程是從「愣住」開始的。例如，當你晚上開車行駛在鄉村道路上，看到一隻鹿站在路上瞪著眼看著你那快速駛近的汽車，這種情況下，鹿並不是嚇傻了，牠只是在做動物們已經做了幾百萬年的事——保全自己的生命。當牠們聽到潛伏的捕食者靠近的聲音，牠們會站住不動，以便有時間在捕食者看清牠們之前看清捕食者。因為許多捕食者會尋找移動的物體，而突然站住不動是迅速隱身的好方法。一旦動物看清了捕食者所處的位置，牠就會繼續其餘的「戰」或「逃」反應。這個「愣住」有點類似於正念禪修中的「覺知」。

曾有一個電視紀錄片展示了非洲大草原上一隻獵豹追逐一群瞪羚的情景。瞪羚在驚恐之中瘋狂奔跑，直到獵豹抓住一隻獵物或者無奈地放棄當日的狩獵行為。危險一旦過去，瞪羚便很快平靜下來，重新吃起草來。

遺憾的是，由於「戰」或「逃」反應模式不是意識層面的，它受大腦最「原始的」部分（主要是杏仁核，又稱大腦的應急「按鈕」、「警報器」）所控制，這就意味著大腦在理解威脅時有些過於簡單。精神官能症者尤其如此，他們的大腦無法區分老虎等造成的外部威脅，和令人煩惱的記憶或未來憂慮等內部威脅，甚至可能把正常的身體感受也當成威脅。然

後，大腦還會出現其他活動，如開始搜尋過去的記憶，試圖尋找答案，解釋出現這種感覺的原因等等。這些過程是在瞬間完成的，我們甚至無法意識到它的存在。對大腦掃描獲得的證據證實了這一點：那些整天心無目標、庸庸碌碌的人們，很難將注意力集中於現在，相反過分關注一些與外部世界脫節的目標，他們的杏仁核一直處於「高度警覺」狀態。從某種角度看，精神官能症者大腦對「威脅」的反應模式連鹿和瞪羚都不如，既不會像鹿一樣如實地去「看」清危險；也不會像瞪羚一樣在危險已經過去時，將身體的「戰」或「逃」系統及時關閉。

因此，我們的反應方式可以將短暫的、正常的情感，轉變成持續的、干擾性情緒。換言之，我們的大腦可能會產生誇大觀念和災難化想法，讓情況變得比實際更加糟糕。下面以疲倦為例來說明焦慮症、軀體形式障礙等精神官能症患者大腦的反應方式：

現在，就在閱讀本書時，請嘗試尋找身體中是否存在疲倦感，花點時間觀察你所感到的疲倦程度。一旦你的頭腦中出現了這種疲倦感，請接著思考如下問題：我為什麼會感到疲倦？到底哪裡出了問題？是不是生癌或患肝炎了？這種感覺對我來說意味著什麼？如果無法將其擺脫會出現什麼後果？

請花一點時間思考這些問題。讓它們在你的腦海之中打幾個轉：為什麼？什麼問題？意味著什麼？有什麼後果？

現在，你可能會感覺更加糟糕。這是因為，在這些問題背後存在一個希望擺脫的願望，希望透過弄清疲倦的原因、意義和可能的後果來解決這些問題。這種瞭解或消除疲倦的衝動是可以理解的，卻反而讓你覺得更加疲倦。

二、大腦「行動」模式的侷限性

為什麼你試圖消除自己的感受或者陷入過度的思考，反而更容易陷入痛苦或焦慮的惡性循環呢？這是因為，你不當地動用了大腦一個十分強而有力的工具：理性判斷思維。它的工作過程是這樣的：你發現自己處於某個位置（如哀傷、抑鬱、焦慮、恐懼等），知道自己希望抵達的目的地（如快樂、幸福、健康等）。你的大腦便會分析兩者之間的距離，試圖確定連接兩者的最佳途徑。於是，大腦便採取了它的「行動」模式。這個模式透過逐步縮短你目前所處位置與目標之間的距離進行工作，它會潛意識地將問題分割為片段，然後利用思想之「眼」觀察剖析，不斷重新審視解決方案，判斷它是否讓你不斷向目標靠攏。這一過程是在瞬間完成的，我們通常察覺不到它的存在。在現實生活中，「行動」模式是一種極為有效的解決問題方式。我們依靠它開車行駛、安排繁複的工作日程等等。從更高等級上來說，它是解決人類的生存和發展問題必不可少的。

因此，利用「行動」模式解決疼痛、麻木等身體感受，以及哀傷、抑鬱、焦慮、恐懼等負面情緒「問題」也是非常自然的事。但是，如果運用不當，它會導致糟糕的結果，因為，它會要求你將注意力放在現狀與希望之間的差距上。為此，你必然會思考一些批判性的問題，如：我的身體到底出了什麼問題？我哪裡做錯了？為什麼我總是一講話就臉紅？這些問題不僅嚴酷，而且具有自我毀滅性，它還要求大腦提供證據，解決不滿的情緒。而大腦極善於提供這方面的證據。

例如，一社交恐懼症患者，平時跟家人和朋友聊天時很正常，一遇到主管或陌生人就臉紅、出汗、心慌，怕自己說錯話，被人看不起。經常問周圍同事自己剛才有沒有說錯話，上級對自己是如何看待的，別人有沒有取笑自己等等。並且不斷買些關於口才、演講方面的書來閱讀，尋找各種方法來克服自己的焦慮，使自己恢復到以前正常的生活。結果越努力越糟糕！

另一個精神官能症患者在發病前的心情不錯，一天在看電視健康節目時，聽到狂犬病的潛伏期很長，想起自己小時候曾被鄰居家的狗舔過腳，頭腦中突然閃現出恐懼念頭。然後就上網查找與狂犬病有關的知識，不斷回憶自己當時被狗接觸的情景，便打電話問那家狗的主人他家這隻狗是否還在，有沒有其他人被咬過等等。在得到沒有狂犬病可能的回答後仍不放心，跑到醫院進行了全面的身體檢查，反覆諮詢不同的醫生關於狂犬病的資訊。此後看到狗就怕，一出現咽部不適就擔心是否是狂犬病的「恐水」症狀。此後，他的整個生活被恐懼情緒、身體症狀以及頭腦中的「苦思冥想」所控制，再也看不到周圍足以讓心情愉快的美好事物了。

可以看出，大腦「行動」模式在解決感受、情緒、念頭等問題的侷限性，有些類似於森田正馬博士提出的神經質症「精神交互作用」學說。這一學說認為，如果因某種感覺而引起對它的注意集中和指向，這種感覺就會變得敏感，感覺的過敏會使注意力進一步固定於此感覺。這樣，感覺與注意力彼此促進、交互作用，致使感覺更加過敏，形成惡性循環。

需要注意的是，大腦「行動」模式本身並沒有錯，問題在於我們過分依賴這一模式，反而就看不到其他模式了。

三、大腦的「存在」模式可以使你更清醒

雖然我們無法阻止哀傷記憶、消極自我暗示和評判思維方式的出現，但是，我們可以阻止隨後發生的事情。也就是說，我們可能無法改變外在的壓力源和由此產生的情緒、身體等方面的感受，但可以透過改變我們對壓力源和各種感受的反應方式，來阻止惡性循環、自行強化和新一輪消極思想的發生。正如精神醫學家弗蘭克在經歷納粹集中營大屠殺的磨難之後，意味深長地指出：

「在刺激和反應之間，有一片空間。在那片空間裡，我們有能力選擇自己的反應。在選擇性反應中，我們獲得了成長與自由。」

如果我們停止思考，稍加反省，就會發現我們大腦的能力並非僅限於思考，它還能意識到自己正在思考，即「純粹地覺知」能力。這種純粹的意識形式高於思維，使我們能夠擺脫喋喋不休的、消極的內在自我對話以及反應性衝動和情感。我們常把這種純粹的意識形式稱為大腦的「存在」模式。

例如，當我們感到不快樂時，就會自然而然地試圖弄清這種情緒的原因，並找出解決這種哀傷的方法。但是，緊張、哀傷、疲憊都是無法解決的「問題」，甚至可以說根本不是

「問題」。它們只是人所共有的情感，反映了精神和身體狀態而已。我們只能感受它、覺知它，而無法「解決」它。一旦你承認它們的存在，放棄解釋或消除它們的欲望時，它們就會像春天早晨的薄霧自行消散。正所謂「煩惱即菩提」。

因此，大腦的「存在」模式類似於觀察視角的變化，可以使我們瞭解大腦扭曲「現實」的過程，它可以幫助我們擺脫大腦過度思考、過度分析和過度判斷的自然傾向。如果你開始以直觀感受世界，就能夠以全新的視角看待所遇到的苦惱，以極為不同的方式處理生活難題；你將不再依賴外部環境實現快樂、滿足和心理平衡。正如存在主義哲學家海德格在《什麼是形而上學》一書中寫道：「準備好面對恐懼就是對事物的本質說『是』，就是去滿足最高需求，僅此一項即能迅速地感動人。在所有生物中唯有人類當涉及存在時能夠體驗所有奇蹟中的奇蹟：什麼是——是。」借用雷德．霍克的話說，這種「存在」模式就是：「對於自我觀察發現的恐怖狀況既不執著，也不去改變。就像一個淘氣的孩子，用棍子翻轉一塊石頭，發現下面爬滿蠕蟲，卻克制自己不去踩踏牠們。」簡而言之，大腦的「存在」模式可以使你更清醒。

四、正念禪修可以實現大腦「行動」模式與「存在」模式之間的轉換

如果說行動模式是一個陷阱，那麼存在模式便是一種自由。而正念禪修可以實現大腦「行動」模式與「存在」模式之間的轉換。這種轉換主要表現在以下幾方面：

㈠ 慣性思維與意念專注

慣性思維，亦稱為自動化思維，是指大腦中自動產生的思維、觀念和想法。它們是自然而然自動出現的，無須努力就會產生。就精神官能症而言，負面慣性思維是其主要表現之一。一個怕狗的人，只要一看到狗，便自動地產生這樣的想法：這狗會咬我；一個疑病症者，只要身體一出現症狀，馬上會聯想到腫瘤、死亡等。這不僅讓患者痛苦，還影響其社會功能。

正念禪修可一次又一次地讓你重新進入意念專注的目標上，使你有機會以完全清醒的方式審視自己的生活，使你有能力不時「檢查」自己，從而有能力實施自己選擇的目標。因為，當你的精力越來越專注時，你可以使自己的意圖與行動保持一致，不會受慣性思維干擾。正如奧修在《法句經：佛陀之路》中所寫：

> 當認同於頭腦時你無法很睿智，因為你認同於一部機器，你被這部機器和它的侷限性限制了。但你是無限的——你就是意識。
>
> 使用頭腦，但不要成為它……頭腦是一部美妙的機器。如果你可以使用它，它會為你服務；如果你無法使用它，它就開始使用你，它具有破壞性，很危險。它必將把你帶入痛苦與煩惱……頭腦無法觀察，它只能不斷重複它被輸入的東西。它就像一台電腦，開始時你需要輸入一些東西……但你一定要保持主人的地位才能使用它，否則它就開始指揮你。

(二) 思考與感知

精神官能症者常常花費大量的時間在腦海中「思考」，他們常不停地在腦中分析、回憶、計畫和比較，卻忽略了對自己身體和身邊正在發生事情的感知。而這種「思考」往往是無聊的，甚至是荒唐的，但卻令患者無法自拔。

正念禪修是一種完全不同的瞭解世界的方式。它不僅是一種不同的思考方式——直覺思維，還意味著重新與你的感受建立聯繫，使你總像第一次那樣去觀察、傾聽、觸摸、嗅和品嘗，始終保持新鮮感。

(三) 完美主義與接受不足

許多精神官能症者常對「真實」世界與自己思想和夢想中期望的世界進行判斷和對比，將注意力集中在二者的差異之上，結果形成各種有害的認識。例如，部分人傾向於對自己、他人和生活有不切實際的過高期望，當任何事情達不到目標時就會大失所望並且（或者）大肆批評。另一部分人傾向於過分關注自己的成就當中的一些微不足道的缺陷和錯誤，由於過分關心「什麼是錯的」，導致經常低估和忽視「什麼是對的」。這些完美主義會讓任何努力都白費，並且讓你確信沒有什麼事情是可以做到足夠好的。此外，它還會把你驅趕向慢性壓力、精疲力竭甚至油燈盡枯的地步。正如《今日心理學》雜誌的編輯瑪拉諾所寫：「你可以說完美主義是違反人性的罪行。適應性是讓人類這種生物活下來的特性；如果說完美主義有什麼用，那就是它讓行為僵化。當快速變動的世界比過去更要求我們具備高彈性，並能自在地和模糊不清共處時，完美主義卻箍住了我們。它把人類變成成功的奴隸。」

正念禪修要求我們不要先入為主地看待一個問題或一種情況，而是承認目前這一刻，接受不足。也就是說，暫時把自己當成旁觀者，觀察世界的運行情況，讓它在一段時間內自由運行。這種接受賦予了你選擇的自由——讓你遠離當下出現的問題，並在以後的過程中，逐步將你從哀傷、恐懼、憂慮和疲憊狀態中解放出來。對此，美國心理學家C．羅伯特．克勞甯格有段精彩的論述：

何為接納？接納是指希望看到現實的我，而沒有任何改變它的想法。我重複一遍，接納是希望看到現實的我，而沒有任何改變它的想法。冷靜下來你就能接受那些可能是痛苦的狀況。不要進行自我爭鬥，爭鬥只能導致自我的割裂和內心的封鎖。相反，要摒棄爭鬥，拋開壓力，接納現實。請記住，對自己要厚愛和有耐心，這是所有人類天性的自然流露。恐懼等問題不是人的本性，也不必要。最好是你能夠逐一地拋開這些問題。你不必要求一次就變得很完美，也沒必要嘗試這麼做，因為對完美的過度追求會導致自我分裂，卻不能達到自我整合。

㈣　實實在在的想法與單純的腦力活動

神經症患者焦慮時，經常會告訴自己：如果這種情況繼續下去，我會瘋掉的；如果不把身體症狀消除，以後會發展成癌症的；如果不再去確認一下瓦斯是否關好，家裡瓦斯洩漏就糟了；如果不睡好，以後身體就會垮等等。他們許多時候把這些想法當成是真實的，並試圖努力地去克服或解決，但是越掙扎麻煩越多。這時，頭腦中想法不再是你的僕役，而成了你的主人，並且是一個非常殘酷、沒有同情心的主人。曾遇一個患強迫症的學生，他成天在腦中「想」著自己的通訊軟體是否被盜，有沒有人發訊息給自己。導致一天無數次地開關電腦，不勝其煩。

正念禪修告訴我們，思想就是思想，它們只是頭腦中自動產生的化學反應而已，只是單純的腦力活動而已。雖然它們經常是有價值的，但它們並不是「你」，也不是「現實」，甚至可能是個「騙子」。正如莎士比亞所說：「世上本無所謂好與壞，思想使然。」雷德．霍克在《觀察自己》中關於「我們頭腦中掠過的念頭」的描述說明了這一狀況：

它們總在變化，
不值得相信，
但我們卻將自己的生活寄託於它們，
從而敲響了心靈的死亡喪鐘。
我們把它們當作自己，
我們忘記自己是誰，
我們盲目地跟從它們，
儘管它們把我們引向地獄的方向。

我們飽受痛苦，
直到某一天看清楚，
它們以我們的名義犯下多少可怕的錯誤。
我們愛著的這些妖女，
為我們唱響死亡之歌，
她們才不是看起來的那個樣子，
我們以為她們是我們想要去討好的那種女人，
直到某個陰暗的日子，你會發現。
她們與魔鬼般的男人睡在一起，
是他們的娼婦，
於是你對她們從此沒了興趣。

㈤躲避與靠近

躲避是精神官能症者最為常用的應付危險的方式之一，也是其久治不癒的重要原因之一。例如，幽閉恐懼者寧可爬十層樓梯，也堅決不坐電梯。儘管迴避可以暫時讓你減輕焦慮，但如果堅持逃避令你恐懼的場景、行為或事物，若僅僅以自己的方式去嘗試思考或推理，以此擺脫恐懼症是沒有用的。

正念禪修鼓勵你「靠近」那些你想避開的場景、行為或事物，邀請你以友善和感興趣的心態面對最困難的精神狀態。「存在」模式不會說「不要擔心」、「不要害怕」、「不要悲傷」。相反，它承認你的恐懼和悲傷，你的疲倦和疲憊，鼓勵你「面對」這些情緒和感受。久而久之，消極情緒的能量就會慢慢被驅散。正如海倫．凱勒所說：「安全感多半是種迷信，實質上並不存在，所有孩子都沒有體驗過安全。長遠來看，避開危險並不比勇敢承擔更安全。若不敢大膽冒險，結果就是一無所有。」

㈤ 思想的時間穿越與停留在當下

精神官能症患者處於壓抑狀態時，往往只記住已經發生的消極事件，不停地後悔，感覺很難想起好的事件。當處於焦慮狀態時，也會出現類似情況：焦慮情緒使你認為災難、死亡將至，幾乎不可能以樂觀的心態想像未來。當這些情緒慢慢進入並影響你的意識狀態時，它們將不會只是過去的記憶或者未來的擔心，相反地，你會深深地迷失在思想的時間穿越之中。

正念禪修要求你保持對當下的覺知。當想法出現時，你可以清醒地「看到」它們，當它在當前時刻慢慢展開，你可以真切地感受生活。

總之，正念禪修可以逐步教導你感受上面六個面向，讓你瞭解自己正處在哪種情緒狀態，它會告訴你自己是否想得太多了。無論多麼悲傷、焦慮和狂躁，它都會提醒你還有其他選擇。可以這麼說，如果在精神官能症的治療過程中堅持正念修習，必能提高療效、縮短病程、降低復發機會。

改變大腦的功能和結構

隨著大腦神經科學相關研究的深入，科學家們漸漸揭開正念禪修積極影響大腦的奧秘。六〇年代時，日本平井教授在東京大學對禪與腦功能進行了深入的研究。他的研究對象是禪宗中曹洞宗的十四位僧侶，年齡四十八歲至七十二歲不等，平均年齡為五十五歲；並設立了對照組，被試者為十名身心正常的普通人，平均年齡四十九歲。他們被要求與僧侶一樣採取坐禪的姿勢，實驗結果發現：(1)在開眼坐禪的過程中，α波很快出現，並且振幅逐漸增大，週期延長，並逐漸變得緩慢。隨著坐禪的深入，α波會向θ波過渡；(2)在坐禪過程中，外界干擾對α波影響很小，α波的波形會稍微縮短，但很快就能恢復到原狀；(3)被試者的呼吸次數減少，但是脈搏數卻增加了。對此，平井教授的解釋是這樣的：坐禪使大腦皮質興奮水準降低，使人達到鬆弛，身心解放，腦功能提高，靈感和思維處於活躍的狀態之中。

從近期的科學研究我們可以觀察到，當人們進行正念禪修練習時，與快樂、理解和同情等正向情感有關的大腦皮層會變得更加強大和活躍。透過先進的大腦成像技術，我們可以看到大腦中的關鍵網絡被啟動，好像獲得了新生一樣光彩四射和充滿活力。此時，哀傷、憂慮、壓抑等情緒就會消失，使人產生一種重新振作的深刻感覺。而且，你無須用好幾年練習，只要每天堅持練習並持續八週就足以看到這種結果。

美國威斯康辛大學的理查．大衛森，以及麻薩諸塞大學醫學院的喬．卡巴金等研究發現，透過正念禪修，我們可以永遠地改善自己內在的幸福狀態。大衛森透過在頭部安裝活動監測感測器或者一個fMRI大腦掃描器，觀察大腦不同部分的電流活動，確定一個人的快樂指數。結果發現，當人們情緒低落時，包括憤怒、焦慮、壓抑，大腦中一個叫右前額葉皮層的部分就會比大腦左側相同區域亮度更高。當人們處於正面情緒時，包括快樂、熱情、充滿活力，大腦左前額葉皮層就會比右側相應區域亮度更高。基於這一發現，大衛森根據大腦左右前額葉皮層電力活動比值發明了「情緒指數」。這個比值能夠以很高的精度預測你的日常情緒。這類似於觀察你的情感調節器，如果比值傾向左側，你就可能快樂、滿足和充滿力量，這就是所謂的「接近」系統。如果比值傾向右側，你就可能憂鬱、沮喪、缺少力量和熱情，這就是所謂的「躲避」系統。

在此基礎上，大衛森和卡巴金進一步觀察了正念對一群生物科技人員情緒調節的作用。這些工作人員接受了八週正念禪修訓練之後，他們不僅變得更加快樂，不再焦慮，更有活力，工作也更加投入，而且「情緒指數」也向左側移動。此外，當這些學員置身於緩慢壓抑的音樂環境，或者回憶起過去讓他們感到哀傷的記憶時，這種「接近」系統仍在起作用。他們並沒有試圖驅趕這種哀傷或將其當成敵人予以打擊，而是看成一種可以接近、探索和當做朋友的東西。這表明了正念禪修能對大腦產生極其深刻的正面影響。

不僅如此，麻塞諸塞州總醫院的莎拉．拉紮爾博士研究發現，經常進行正念冥想的人與那些不這樣做的人的大腦，有明顯差異。她利用MRI進行大腦掃描，發現一直進行正念練習組比對照組的前額葉皮層更厚，該區域負責推理和決策。此外，她還發現了增厚的島葉，這部分區域與感受內部知覺和思維有關，被認為是情緒感受知覺的關鍵結構。她指出，由於大腦皮質和島葉通常在二十歲之後開始退化，因此練習正念可能有助於彌補一些機體老化造成的損失。她還認為，正念禪修可以對大腦產生長期的重要影響，這種影響絕對不只限於你坐下來禪修的那一刻，而可能對你每一天的生活都有正面影響。

哈佛大學醫學博士丹尼爾．西格爾對目前有關正念的研究結果進行了綜述，並結合個人觀點提出，正念練習能夠調動大腦的社交神經網路，讓我們的內在更加和諧，並使身心更健康，社會適應更加良好。從本質上說，當關注想法時，我們在大腦中所使用的機制，與我們平時掃描情緒、意圖和其他人的態度（社交網路）時的機制是相同的。他指出，我們注意的方式會影響神經的可塑性（可以根據我們的經驗改變神經間的聯結），並提出「心靈用大腦創造自身」一說。他解釋道，正念練習會影響大腦的前額葉區，這個區域具有整合功能，能影響大腦和身體的許多部位，這表明正念對心理彈性、自我調節和健康具有正面影響。

還有研究表明，富有情感色彩的聲音較少引起長期禪修者大腦杏仁核的活動，而這部分腦區與處理恐懼和攻擊有關。也就是說，長期的禪修練習可能與某些情緒化反應行為大量減少有關。

礎。總之，正念對大腦功能和結構具有正面影響，這為其有效治療精神官能症奠下堅實基礎。下面是正念如何發揮對精神官能症治療作用的簡要概括：

(1) 長期進行正念禪修的人，其前額葉皮層的中部（被稱為元認知中心或覺察中心，與內省和正念禪修相關聯）增厚和右島葉（密切關係身體內部狀態的大腦部位）增大；

(2) 正念禪修鼓勵使用「詞句標示」情緒狀態，比如說「生氣了」、「緊張了」，這種標示情緒的過程，可以啟動你的左前額葉皮層並抑制杏仁核，從而減輕焦慮和消極情緒；

(3) 正念禪修者情緒調節器向左前額葉皮層的轉移，讓各種體驗增添正面的意義。

第6章 精神官能症的常用正念禪修方法

前幾章的內容告訴我們，我們的大腦有自己的思想，我們的身體有自己的需求，只是長期以來被我們忽視了。透過正念修習，就會慢慢明白，你的思想並不是你——你不能將思想當做個人財產。你不需去強行控制思想，而只需旁觀這些心理狀態，看著它們出現、停留、自行消散。當你意識到，你的思想並非「真實」或者「現實」，就會獲得極大的解放；它們只是大腦的自然活動而已，並不是「你」。如此，就無所謂「焦慮」與「不焦慮」了。正如馬塞爾．普魯斯特所說：「發現之旅不在於尋找新的景觀，而在於有新的眼光。」

我們透過臨床經驗得知，正念禪修訓練可以單獨用於輕度精神官能症患者的治療；如果與藥物療法、認知—行為等其他心理療法結合，能提高中、重度精神官能症患者的治療效果，減少復發機率。下文將介紹精神官能症的常用正念禪修方法。

態度和準備工作

一、態度

上個世紀，西方物理學家有個令人驚訝的發現：「我們都是我們所看見的世界的一部分，我們觀察的過程會改變我們正在觀察的事物」。這就是著名的「測不準原理」，與禪學中的「空性」理論一致。例如，電子是一個很小的東西，假如沒有透過儀器，我們根本看不見它，而那個觀察的設備決定了觀察者將會看見什麼。如果你以一種特別的方式觀察電子，它呈現出來的就是一個粒子，也就是一個以筆直的路線四處碰撞的堅硬小球。當你以另一種方式觀察時，電子則呈現波的形式，出現折射與波動的現象，完全沒有堅固的實體。因此，與其說電子是一個物體，不如說它是一個事件，觀察者借由觀察的行為參與了那個事件，沒有其他的方式可以避免的互動。

正如詩人穆里爾．魯凱澤所說：

「宇宙是由故事而不是原子組成的。」

正念禪修也是如此，是一種參與性的觀察：你正在看什麼，取決於你觀看的過程。在這種情況下，正在看的那個人才是你，而你看到什麼，則視你如何觀看而定。因此，禪修的過程是很微細的，結果完全取決於禪修者的內心狀態。正念禪修能否成功，態度非常重要。以下這些態度是正念修習所必須的：

㈠ 赤子之心

這種覺察意味著將事物看作新鮮的，就像初次接觸一樣，帶著好奇心，不要有所期待。只顧好好打坐，看看發生什麼事。把整件事看成是一項實驗，把行動的興趣放在試驗本身，不要因為期待結果而分心。無論如何都不要對結果感到焦慮。無論它是否符合我們的期待，都不應該預設立場。在禪修期間，我們應該將印象、意見與詮釋都封存起來，否則就很容易被它們絆住。

㈡ 不加努力

禪修不是侵略，不要過度勉強或讓自己太緊繃。要讓你的覺察保持輕鬆與穩定。換句話說，正念禪修的覺察意味著不貪婪、不抗拒變化、不逃離。也說是說，無論當下發生什麼，都要泰然處之，不試圖遠離所處之境。

㈢ 不要匆忙

正念禪修需要平靜祥和的心態。因此，不要急，慢慢來。把自己安置坐墊上之後，好像你有一整天的時間一樣，坐著就好。任何真正有價值的東西，都需要時間去醞釀與發展。只有保持這種態度，你才能夠帶著更深入的洞察和慈悲，與發生的變化和諧共處。

㈣ 不執著也不排斥

該來的就讓它來，無論發生什麼事，都要隨遇而安。如果出現好的現象，那很好；如果出現壞的現象，那也很好。正如故事《塞翁失馬》裡說的那樣，以平常心看待它，無論發生什麼事，都讓自己保持自在。不要對抗你所經驗的事，只要充滿正念地看待它就行。

㈤ **順其自然**

學習隨著出現的變化而流動，保持自然與輕鬆。讓事物保持本來面目而不加干涉，不可設法改變當前的任何事物。

㈥ **出現任何事都要接受**

接受你的感覺，即使那是你最不希望擁有的；接受你的經驗，即使那是你所憎恨的。不要為了人類會有的缺點與過失而自責，學習將心裡的一切現象看成自然與可理解的。試著尊重你所經驗到的一切，隨時敞開心胸接受它們。

㈦ **自我關愛**

對自己親切一些，你也許不完美，卻是世界上獨一無二的。在達到你所期望的目標之前，首先你得完全接受你現在的樣子，不自責與批評。正如奧斯卡·王爾德所說：「做你自己，因為其他人已經有人做了。」

㈧ **不加評判**

人與人之間的確有差別，不過如果停留在比較上是危險的。因此，正念禪修要求我們不對任何想法、情緒或感覺標以好壞、對錯、公平與不公平的標籤，而只是對每一刻的想法、情緒或感覺加以注意。

如果不小心處理，就很可能變成以自我為中心，導致內心充滿貪念、嫉妒與驕傲。一個人在街上遇見另一個人，立刻想到：「他比我好看。」結果馬上會出現嫉妒或羞愧的情緒。一個女孩看見另一個女孩可能會想：「我比她漂亮。」結果馬上出現驕傲自大的情緒。互相比較是一種內心的習慣，它會造成貪心、羨慕、驕傲之心，嫉妒或憎恨等惡念。我們與他人比較外表、成就、財富、資產或智商也會造成相同的結果，那就是疏遠、隔閡與敵意。

(九) 不要用想的

你不需想出答案，推論式的思考並無助於你脫困。在禪修中，心自然借助正念，借由無言的專注力而被淨化。要消除那些困住你的事，並不需要習慣性的思慮，你需要的只是清晰而具體的覺知「那是什麼」，以及「它如何運作」，單靠如此就足以解決問題。概念與推理都只會造成阻礙，不要用想的，只要去「看」。

(十) 自我信任

要靠自己的體驗來理解自己，無論真實與否。換句話說，要質疑每一件事，沒有什麼事是理所當然的。不要因為它聽起來頭頭是道，或者聖人所說，就相信它。要親自去「看」，這並不表示你應該憤世嫉俗、放肆或不敬，那只是說你應該以經驗為本。一切主張都應該透過你自己的經驗加以檢驗，然後讓驗證的結果成為你追求真理的嚮導。

二、準備工作

(一) 在哪裡坐禪

找一個安靜、相對隱蔽與可以獨處的地方。它不必位於森林中，那對我們大多數人來說也幾乎是不可能。不過，它應該是一個讓你感到舒服，而且不會被打擾的地方；它同時應該是一個你不會覺得自己像是被展示的地方。你希望一切注意力都能放在禪修上，而不需要浪費在擔心別人的眼光上。挑選一個愈安靜的地方愈好，但無須找一間隔音室。不過，噪音確實會使人分心，所以應該儘量避免。音樂與談話是最糟糕的，心很容易被這些聲音吸引而迷失。此外，每次能在同一個地方坐禪是非常有幫助的，如果沒有，也不必強求，你只需要找一個你不會感到不自然的地方即可。

(二) 什麼時候坐禪

提到坐禪，最重要原則是中道，也就是不要做得太多，也不要做得不夠。意思是說，你根據自己的日常生活、工作習慣，設定一個練習時間表後，就溫和而堅定地持續去做。

禪修是一種心理活動，你面對的是感覺與情緒等精神素材。因此，它是一種非常敏感的活動，與每次你所採取的態度密切相關，請不要把禪修當成一種責任或義務。

一般來說，早晨起床是禪修的好時機，那時你的頭腦最清新，還不需要埋頭於沉重的工作。早晨禪修是展開一天的好方式，它把你的狀態調整好，可以為有效地處理事情做好準備。不過前提是，要確定你已經完全清醒。如果你只是坐在那裡打盹，就沒什麼用處了。因此，睡眠一定要充足。

開始坐禪前可以先洗臉或沐浴，或者先做些運動。只要能讓你充分清醒，不管需要做什麼都儘管去做，然後坐下來禪修。無論如何，不要讓自己被俗事絆住。

另一個禪修的好時機是晚上睡覺前。此時你的心充滿一天下來所累積的心靈垃圾，如果能在睡前放下這些負擔，那會是一件不錯的事。你的禪修會清理並恢復你的心，重建你的正念，如此你的睡眠將會成為真正的睡眠。需要注意的是，請不要把禪修當成催眠曲，否則坐禪就失去了意義。

㈢ 坐多久

坐禪時間並沒有絕對要求。一般的原則是：盡可能去坐，不要過度即可。對初學者來說，可以從每次二十分鐘開始，坐太久並無益處。當習慣坐禪程序後，就可以慢慢延長禪修時間。我們常建議修習者每次坐半小時至一小時。每天一至二次。如果難以堅持長時間坐禪，可採用每次十到二十分鐘，每天多次。此外，初學者坐禪時可以借用鬧鐘來測量時間，不過不要每隔幾分鐘就偷看一下時間，這麼一來，你將會完全背離禪修而陷入不安的情緒中。你會發現自己希望趕快結束坐禪，起身離開，那樣不是禪修，而是「趕任務」。其實，你完全沒必要看時間，至少沒必要每次坐禪都看。只要你想坐，就應該儘量坐。修習層次高了，對時間自然會有體會。

㈣ 穿著

禪修時所穿的衣服應該是寬鬆而柔軟的。如果它們限制了血液流動，或施加壓力於神經上，將會造成疼痛與痲痺。如果你繫著皮帶，把它鬆開一些。不要穿太緊或不透氣的褲子，長裙對女性來說是個不錯的選擇，柔軟飄逸的長袍也不錯。脫掉你的鞋子，如果你的襪子很緊，會造成束縛，就把它一起脫掉。

㈤ 姿勢

如果你坐在地板坐墊上，選擇的坐墊盡可能要硬一點，當你壓下去時，至少還有八釐米厚。坐在坐墊的前緣，讓你的腳交叉放在前面的地板上。如果地板上鋪有地毯，那或許足以保護你的小腿與腳踝，不讓它們承受太大壓力；如果沒有地毯，你可能需要為腳準備一些東西墊著，折疊起來的毛毯會是不錯的選擇。讓你的兩個膝蓋都碰到地板，兩隻小腿相互交叉，左腳放在右大腿上，右腳則放在左大腿上。兩個腳底都朝上。手掌朝上，相互重疊放在膝上。手的位置就擺在肚臍下方，手腕彎曲，頂在大腿上。手臂剛好穩穩地包住上半身，頸部與肩膀的肌肉不要緊繃，放鬆手臂。眼睛可以張開或者閉起來，如果張開，把視線固定在鼻尖，或正前方不遠處。你不是在看任何東西，你只是把目光停放在沒有什麼特別值得看的地方，這樣你才能忘掉視覺。不要勉強，不要僵硬，要放鬆。讓身體保持自然與柔軟，像布偶一樣垂掛在筆直的脊柱上。

這是亞洲傳統的全蓮花坐禪方式，大家根據自己情況，沒必要強求，如果實行起來困難，下面其他姿勢也不錯。

你可以躺在一張地毯或厚地毯上，也可以坐在一張椅子或凳子上。如果採用臥姿，雙腿不要交叉，雙腳自然分開，雙臂沿著身體兩側擺放，微微張開，如果舒服的話，將手掌向上對著天花板。若你選用的是一把椅子，最好有筆直而結實的靠背（不是扶手椅）。這樣你坐著時可以不依靠靠背，用脊柱支撐你的身體。你可以選擇和調整椅子或凳子的高度，直到獲得舒適和挺直的坐姿。如果有這樣坐著感到不舒服，可以自己選擇一個舒服的姿態。

總之，不管你採用什麼樣的姿勢，要確保讓自己感到舒適，並時刻處於完全清醒的狀態。

觀呼吸訓練

一、選擇呼吸為禪修物件的原因

1、呼吸是生存的關鍵因素，但是很可能你會將它視為理所當然的事情。沒有食物你可以繼續生活數週，沒有水你可以繼續生活數日，但是如果停止呼吸幾十分鐘，你可能無法生存。故佛陀提出：「生命在一呼一吸之間」；喀比爾說：「弟子，告訴我，神是什麼？它是所有呼吸中的呼吸。」

2、呼吸有一個非常重要的特徵，它不需要我們的干預便能自行工作。換句話說，呼吸是不自主的過程，它以自己的步調行進，不需要意志的主導。假如由我們負責記憶呼吸，恐怕很早我們就忘記了。所以，調整呼吸就像一劑重要的解毒劑，它可以使我們放棄自己處於控制地位的錯覺。關注呼吸使我們可以意識到，在我們生命的核心部位有某種獨立存在的東西，它不受我們的身分和目標的影響。

3、呼吸提供了一個自然而溫和的移動目標，在禪修過程中，我們可以將精力集中在它的身上。我們平常並不總是活在當下，我們大部分的時間都花在回憶過去或者前瞻未來上，充滿了各種憂慮與計畫。而呼吸絲毫沒有不在當下，它在此時此刻將你與現實聯繫起來。在這個意義下，呼吸是一個活生生的實相切片。以正念清楚觀察這樣一個生命的縮影，將能帶來洞見，並且可以被廣泛運用在我們的其他經驗上。

4、呼吸是一個敏感的監測工具，它可以反映你的具體感受。如果你能清晰地感受或長或短、或淺或深、或沉重或平緩的呼吸，你就能感受自己內心多變的情況，進而選擇是否採取更為熟練的方式照顧自己。

5、呼吸還可以為你的注意力提供另一個棲息地，你可以更清晰地觀察自己的思想何時徘徊迷茫，何時厭倦不安，何時恐懼和悲傷。即使進行最短暫的禪修時，你都可以瞭解自己周圍的情況。重新關注呼吸，讓迫不及待想解決問題的心態平靜。呼吸開啟新的可能性，讓生活按照自己的方式運行一段時間，觀察在你沒有匆忙前去「糾正錯誤」的情況下，到底會顯現什麼樣的智慧。正如心靈作家蘇珊．皮維所說：「每一次呼吸時，你都重新開始，一切都變得有可能。」

6、呼吸短促、呼吸困難、窒息感、胸痛或不適等呼吸系統症狀是精神官能症患者極為常見的表現；其他如頭暈、麻木、心慌、腹部不適等症狀也與不當的呼吸有關。如果學會了觀呼吸，就有利於這些症狀的管理。

7、觀呼吸是觀軀體感受、觀情緒、觀念頭等禪修方法的基礎。

二、觀呼吸的方法

首先，選擇一個你覺得舒適的姿勢坐好。

慢慢閉上眼睛，深呼吸三次。之後恢復正常的呼吸，讓你的呼吸自由進出，再輕鬆地將你的注意力集中在鼻孔的邊緣。單純注意呼吸進出的感覺：在吸完氣即將把氣呼出之前，有一個短暫的停頓，注意它，並且注意呼氣的開始。在呼完氣即將吸氣進來之前，又有另一個短暫的停頓，同樣也注意這個短暫的停頓。這表示有兩次短暫的停頓，分別在吸氣結束與呼氣結束時。由於這兩次停頓發生的時間如此短暫，以致於你幾乎察覺不到它們的存在。但是當你有正念時，你就能注意到它們。

不要以言語表述或賦予它任何概念，只要注意呼吸的進出即可，不要去想「我吸進」、「我呼出」。當你集中注意力在呼吸上時，忽略任何思維、記憶、聲音、香氣與味道，只專注於呼吸，排除其他任何事物。

開始練習時，儘管我們努力把注意力維持在呼吸上，但心還是很容易跑開。心可能會跑向過去的經驗，突然間，你會發現自己回憶起以前去過的地方、遇見過的人、久未謀面的朋友、很久以前讀過的一本書，或者昨天吃過的食物的味道等等。一旦覺察到你的心不在呼吸上，就馬上從那裡把它拉回到當下，回到觀察你的下一次呼吸上。一次又一次，飄走再拉回到當下，每一次你要做的就只是將注意力再次牽引到下一次呼吸，而不要去評判或者自責。下面的一些技巧可能有助於觀呼吸訓練：

(一) 數息

數息是增強定力的措施，其目的是把注意力集中在呼吸上。數息的方法很多，任何一種數息都應該在心裡進行，不要發出任何聲音。一旦你的注意力能集中在呼吸上了，就可放棄數息了。常用的數息法有：

① 吸氣時數「一、一、一、一……」直到肺部充滿新鮮空氣；呼氣時數「二、二、二、二……」直到肺裡的氣被吐盡為止。接著，再吸氣時數「三、三、三、三……」直到肺部充滿新鮮空氣；呼氣時數「四、四、四、四……」直到肺裡的氣被吐盡為止。如此數到十，然後一直重複這個過程，直到心能集中在呼吸上為止。

② 採取一個長呼吸，當肺裡吸滿空氣時，在心裡數「一」，之後呼氣，直到肺裡的空氣完全吐盡，在心裡數「二」。接著，當肺裡吸滿空氣時，在心裡數「三」，之後呼氣，直到肺裡的空氣完全吐盡，在心裡數「四」。像這樣一直數到十，然後再從十數

到一。再從一數到十，之後再從十數一。

③呼和吸合起來數，當肺裡的空氣吐盡時，在心裡數「一」，這一次你應該將吸與呼當成一次。接著，吸氣、吐氣時，默數「二」。這種數息法應該只數到五，然後再從五到一。重複這種方法，直到你的呼吸變得細微與安定為止。

請注意，你不一定要數息。當你的心能安止在吸氣與呼氣都會接觸的鼻孔邊緣上，並且開始覺得自己的呼吸如此細微與安定，以致於幾乎無法分辨吸氣與呼氣時，就應該放棄數息了。

㈡ **連接**

吸氣之後，你不用再等著注意吐氣前的短暫停頓，而是將吸氣與呼氣連接起來，也就是說，吸氣和呼氣已經合為一個連續的「呼吸」。

㈢ **固定**

將吸氣與呼氣連接起來之後，將你擬固定在吸氣與呼氣都會觸到的點上（鼻孔邊緣）。吸氣與呼氣，就像一次呼吸進出的觸碰，或對鼻孔邊緣的摩擦。

㈣ **像木匠一樣集中你的注意力**

木匠總會在他想鋸的木板上畫一條直線，然後用鋸子沿著所畫的線鋸開木板。他並沒有看著鋸齒在木板上進出，而是完全將注意力集中在所畫的直線上，只有這樣才能筆直地鋸下木板。同樣，將你的心專注在你感覺呼吸進出鼻孔的邊緣上。

㈤ 讓你的心像個門衛

一個門衛不會考慮其他人進出房子的細節，他注意的是人們在房門的進與出。同樣，當你專注呼吸時，不應該考慮所經歷到的任何細節，只要注意呼吸進出鼻孔邊緣的感覺。

就這樣練習，不時提醒自己只要去關注此刻的體驗就可以了。每當你的意識發生遊移時，用呼吸做錨點再次連接到此時此刻上來。當持續訓練一段時間之後，你的身體與心裡都會變得輕鬆、自在。

觀軀體感受訓練

一、選擇軀體感受為禪修物件的原因

1、大腦並不是孤立存在的，它是人體的基本組成部分，大腦和軀體一直不斷地分享著情感和資訊。傳統中醫把思想與軀體的這種關係歸納為「五臟藏神」之說，謂：「心藏神、肺藏魄、肝藏魂、脾藏意、腎藏志」（《素問．宣明五氣篇》）。提示軀體的大部分感受都受思想和情感的影響，我們的所有思想又都以軀體正在進行的活動為資訊基礎。研究表明，即使軀體發生極其微小的變化，都可以改變我們對生活的總體看法。皺眉、微笑，以及軀體姿態的微小變化都可以影響我們的情緒和腦海中閃現的想法。為了驗證

思想回饋的強大作用，心理學家弗裡茨．施特拉克曾讓一群實驗物件觀看動畫，然後根據它們的滑稽程度打分數。他們要求一些實驗物件用嘴唇叼住一根筆，迫使嘴唇處於緊繃狀態，迫使臉部表情陰沉。另一組實驗對象則用牙齒叼住鉛筆，讓他們在觀看動畫的過程中始終保持微笑狀態。結果發現，與被迫愁容滿面者相比，那些始終處於微笑狀態者明顯覺得動畫滑稽好笑。說明僅憑微笑動作本身就能讓你快樂。

此外，思維和軀體之間還存在一種相反的關係。當軀體不活躍時，我們的思維會不斷地從一個焦點跳到另一個焦點——或者對過去念念不忘，或者對未來憂心忡忡；當軀體活躍之時，我們的思維便停留在了當下，只關注自己的此時此刻，這樣一來，我們的思維就變得平靜起來。換句話說，軀體的狀態直接左右著心靈，軟化軀體就可以軟化心靈。因此，從軀體上關心自己可以讓你的思維清醒。只要改變你與軀體的關係，便能極大程度改善你的生活狀況。

2、大多數人根本不會留心自己的軀體狀況。在他們生活中，大部分時間好像都處於閉著眼睛飛行的狀態。我們可能很容易在「頭腦中」花費很多時間進行規劃、記憶、分析、判斷、思考和比較，卻幾乎完全忘記了我們還有軀體。這些行為本身並沒有錯，但是很容易影響我們的身心健康。此外，我們還常常忘記軀體對思想、感受和行為的影響，並對此一無所知。正如T．S．艾略特所說的那樣，我們「飽經滄桑而又鬱鬱寡歡的面頰，被干擾引發的干擾而干擾。」

3、很多人都有不太喜歡自己軀體的感覺，覺得它們不夠高大，不夠苗條，某部位不夠完美等等。或者，我們無法像過去那樣有效地工作。這種感覺會進一步強化忽視軀體的傾向，甚至虧待自己的軀體。儘管我們可能不會將它們當成敵人，但肯定不會像朋友那樣善待它們，使軀體變成了某種陌生的東西。甚至掩蓋它發給我們的資訊，結果導致更多我們無法預料的痛苦。

4、對精神官能症者來說，軀體往往是感覺的放大器。對軀體的直接感知能夠增加軀體資訊的發語權，減少思維的喋喋不休。因此，透過觀軀體感受的訓練，軀體可以成為一個靈敏的情感雷達，能夠準確「閱讀」和理解它在哀傷、焦慮和壓力出現前向你發出的警報。正如現代舞之母瑪莎．葛蘭姆所說：「軀體可以顯示一些語言不能表達的意思。」只要我們仔細聆聽，它可以指出軀體哪裡緊張，也可以傳遞出你軀體的想法和情緒。

5、與呼吸類似，軀體是身心結構中明顯清楚的層面，也是適合進行自我觀察的起始點。對軀體感覺的正念式覺察能夠切斷軀體感覺和思維之間的紐帶，而這條紐帶往往是導致焦慮、抑鬱、恐懼等情緒的罪魁禍首。

二、觀軀體感受的方法

首先，選擇一個你覺得舒適的姿勢坐好或平臥。

花點時間安靜下來。從頭到腳檢查一下整個軀體，從頭頂開始，逐漸放鬆你的眼睛、面部、肩膀、手臂，注意脊背部保持挺直，讓你的整個軀體儘量舒適、自然、穩定。

當你準備好時，收斂感官，引領覺知回到當下這一刻，將注意力逐漸集中於你的呼吸。感受每一次「呼——」，每一次「吸——」，體察每一次吸氣時，唇部上方以及鼻腔是否體會到空氣經過的涼意，或者摩擦。仔細體察呼吸過程中，每一點細微的感受，從鼻腔到胸腹部微微地起伏。

有時頭腦可能會遠離這種有意識的呼吸。當你認識到這些的時候，認同你頭腦中所出現的想法，然後再回到對呼吸的關注，有意識地吸氣和呼氣。

現在，把你的意識從正念呼吸中逐漸撤出，準備進行軀體掃描。當你掃描軀體時，你可能會遇到一些緊張的區域。如果你能使它們放鬆，那就讓它們放鬆；如果你不能，那就讓這種感覺順其自然，任其擴散到它們要去的地方。這既可以應用在軀體感覺上，也可以應用在任何一種情緒上。當你掃描軀體時，把注意力集中在軀體的感覺上，以及可能由這些感覺而引發的任何想法或情緒上。

把意識轉移到左腳的一個部位，這個部位是你能接觸到地板的位置。它可以是後腳跟或者左腳的底部。感受一下你覺察到的，感受一下腳跟、大腳趾以及左腳的腳底。

感受一下你的腳趾和左腳的頂端，感受下面的跟腱和上面的腳踝。

現在把你的意識轉移到左腿的下部，感受一下小腿肚和小腿部分，同時感受一下它們與左腿膝蓋的連接部位。把意識提升至大腿，感受一下大腿以及它和左邊臀部的連接部位。

現在把意識從左邊臀部撤回到左腳，再把它轉移到右腳，把意識帶到你右腳接觸地板的位置，這個位置可以是後腳跟或者右腳的底部。感受一下你覺察到的。感受一下腳跟、大腳趾以及右腳的腳底。

感受一下你的腳趾和右腳的頂端，感受下面的跟腱和上面的腳踝。

現在把你的意識轉移到右腿的下部，感受一下小腿肚和小腿部分，同時感受一下它們與右腿膝蓋的連接部位。把意識提升至大腿，感受一下大腿以及它和右邊臀部的連接部位。

慢慢地把你的意識從你右邊的臀部轉移至骨盆區。將意識移入排泄系統、生殖系統。感覺進入生殖器和肛區。注意所有的感受、想法和情緒。

現在把意識轉移入腹部，這是負責消化和吸收的部位，有意識地去感受內臟，並順其自然。

現在把你的意識從腹部轉移到尾椎骨，意識開始進入後背的下部、中部和上部。去感受你所覺察到的。讓所有的緊張感放鬆，如果無法放鬆就順其自然。

現在把意識轉移到胸部，移到心和肺。感覺進入肋骨和胸骨，然後進入乳房。現在慢慢地把意識從胸部撤回，並且把意識轉移至左手的指尖。感覺進入手指和手掌，然後是手背，並上升至左手腕。

意識繼續進入到前臂、胳膊肘部、左上臂，感受一下你所覺察到的。

現在把意識移至右手的指尖。感覺進入手指和手掌，然後是手背，並上升到右手腕。

意識繼續進入到前臂、胳膊肘部、右上臂，感受一下你所覺察到的。

讓意識進入兩個肩膀和腋窩，然後上升至頸部和喉嚨。體驗所有的感覺、想法和情緒。

現在把你的意識移入到下顎，然後慢慢地移到牙齒、舌頭、嘴、唇。讓各種感覺去它們需要去的任何地方，不要管它們。

感覺進入臉頰、深入頭部的竇孔通道、眼睛、眼睛周圍的肌肉。感覺進入前額和兩側。持續一會。

讓意識進入頭頂和後腦勺。感覺進入耳朵，然後進入頭部，並進入大腦。持續一會。

現在從頭部到腳趾，把意識擴大至整個軀體。把頭部、頸部、肩膀、手臂、手、胸部、背部、腹部、臀部、骨盆區、腿以及腳全部聯結起來。

把軀體作為一個整體的有機體，感受一下，連同它的各種生理感覺、想法以及情緒。持續一會。

吸氣，感受整個軀體的提升；繼續深吸氣，然後呼氣，同時感受軀體的下降。把軀體當作一個既相互聯繫又渾然一體的、獨立而完整的有機體去感受。然後結束軀體掃描，為自己進行這次體驗當下的練習慶祝一下。

觀情緒訓練

一、選擇情緒為禪修物件的原因

1、人們很早就已經明白，想法可以促進情緒和情感。二十世紀八〇年代以後，人們又認識到，這一過程也可以反向進行：情緒可以引導我們的想法。這就意味著，短暫的哀傷情緒可以影響你的思想。就像陰雨天氣可使你情緒低落一樣，短暫的傷感也可以喚醒動亂的思想和記憶，並進一步強化你的情緒。這一規律同樣適用於其他情緒和情感。如果你感到壓抑，這種壓抑感便可自行放大，形成更大的痛苦。同樣，焦慮、恐懼、憤怒等「負面」情緒，以及幸福、同情和理解等「正向」情緒也遵循這一規律。

2、通常，精神官能症患者處理負面情緒常運用以下幾方面：

(1)壓制下去

為了某種自己理想的形象，我們會在感到憤怒、悲傷、焦慮時壓制自己的感覺。即使知道壓制不利於身體或情緒健康，我們仍然會掩蓋住自己的負面情緒。這種方式本質上是一種對抗。如果這樣，憤怒等負面情緒就會繼續烙印在我們的身上，造成潰爛和未治癒的痛苦。它也許會以軀體疾病、心理疾患的形式呈現自己。正如詩人珍·赫希費爾所說：「我們越是抗拒某種情緒，這種情緒就會變得越強烈，直至把我們打倒在地；相反，如果我們對某種情緒溫柔，那麼，這種情緒就會對我們溫柔。」

(2) 表達出來

我們遇到憤怒、焦慮、恐懼等負面情緒時，如果是在頭腦中反覆深思或掙扎，企圖消解它，這是一種向內表達；如果是譴責他人則是一種向外表達。這兩種表達其實是在暗示著把自己的反應當真了。這是一種情緒能量的誤用，會導致這些情緒沒完沒了地糾纏下去。

里克·勞厄特博士研究發現，人腦對待挑釁的方式與對待毒品和酒精相同。他還引用了特殊教育和兒科教授克雷格·甘迺迪的話說：「我們發現，人類對挑釁事件做出反應時，大腦中的『獎賞通路』就會被啟動，大腦會產生多巴胺」。也就是說，當人們憤怒或挑釁行事時，也會生成多巴胺，他們就像吸毒者或嗜酒者一樣，感到興奮，繼而會渴求更多的挑釁行為的刺激。

(3) 逃避

我們許多人在遇到恐懼、焦慮、憂傷等負性情緒的時候，往往採用逃避的辦法。一部分人採取以「轉移注意力」的方式，企圖以享樂來鈍化負面情緒。例如參加朋友聚會，外出旅遊散心。另一部分人以不去想令自己恐懼的事、不去接觸令自己恐懼的事情和地方，來避免不良情緒的產生。這樣，問題永遠無法真正解決，負面情緒的種子會永遠埋在你的心底，只要條件成熟，就馬上表現出來。正如一則諺語所說：「你可以跑，但你卻無法隱藏」。法蘭茲·卡夫卡也指出：「你可以在人世間的痛苦面前退縮，你有這樣做的權利，並且這樣符合你的天性，但這種退縮本身就是一種你本可以避免的痛苦。」心理學家史蒂夫·海斯和他的同事們總結了一百多篇文獻，最後得出結論：大部分情緒障礙的病因都來自於對情緒的不健康的壓抑和迴避——亦即經驗性迴避的結果。

3、與其對抗、表達或逃避負面情緒，不如反過來擁抱它。例如，只要願意去體驗恐懼，我們就會發現，這份恐怖的感覺只不過是由一些強烈的肉體覺受及某些深植於內心的自我信念所組成的。這些覺受和念頭並不是問題所在，最重要是我們不想去體驗它們。讓我們如此糟糕的原因，其實來自於我們對恐懼的逃避欲望，以及我們對它的負面性的執著。因為我們執意想逃避恐懼的感覺，因此封閉了內心。

因此，我們需要學會以科學家的態度來觀察恐懼，也就是要抱持著一份想要發現恐懼是什麼的好奇心。任何時候只要恐懼感一出現，就要立刻問自己：「這是什麼？」而答案永遠都蘊含在當下身上所出現的覺受之中。換句話說，如果我們能甘願與恐懼的經驗共處，而不去壓制它、表達它、批判它或是在其中翻攪，我們的覺知範圍就會因此而拓展。

總之，正念覺察的修煉是釋放和轉化被我們稱為恐懼、焦慮、悲傷等負面情緒和念頭的有效方法。

二、觀情緒的方法

首先，選擇一個你覺得舒適的姿勢坐好。

花點時間安靜下來。從頭到腳檢查一下整個身體，從頭頂開始，逐漸放鬆你的眼睛、面部、肩膀、手臂，注意脊背部保持挺直，讓你的整個身體儘量舒適、自然、穩定。

逐漸把注意力轉移到對呼吸的覺察上來，保持正常的、自然的呼吸。去感受每一次的吸氣和呼氣。並把注意力放在鼻尖或腹部。如果關注的是鼻尖，就仔細體會吸氣和呼氣時接觸空氣的感受。如果關注的是腹部，就去感受每次吸氣時腹部的擴張感和呼氣時的收縮感。

專注於每一次呼吸，吸入，呼出，仔細觀察呼吸的出現和消失。繼續呼吸。

現在緩緩地將你的注意力從呼吸轉移到軀體對環境的感知上來。一個部分、一個部分地掃描軀體。當你做軀體掃描時，去感受和認同各種感覺。起初感受到這些感覺是很重要的，因為你很容易迷失在種種想法中。一直跟隨感覺的浪潮。你可能也覺察到了想法和情緒。僅僅是注意它們，不帶任何分析和評判，也不要陷入其中。

現在緩緩地將覺察從軀體掃描轉移到正念探索，去探究各種情緒、想法、或者軀體感覺，它們在意識之下，並可能正在引起焦慮和恐懼。慢慢地關注害怕、焦慮或其他不快的情緒。允許自己去感受這些情緒，並認同身體、心理對這些情緒的感受。

開始這個探索之前，首先要檢查自己，確定是否感覺安全。如果你感覺不安全，可以等到下次再嘗試。而現在，只需和你的呼吸在一起。現在就花些時間檢查。如果你感到不想進行接下來的自我探索，聽從自己的意願。這可能是你明智的想法，是你自己的心聲，要知道你可以另選時間自我探索。如果你不想繼續，現在可以做觀呼吸訓練。

如果你感覺是安全的，請將注意力集中到身體和心理上，允許自己去感受並認同任何軀體感覺、情緒或想法，並讓它們保持原樣，不試圖去分析、解決它們。

你可能會發現，在這些感受中存在著許許多多的想法、情緒和記憶，正是它們引起了恐懼、焦慮或不愉快的感受。當你開始認同從前不被認同的內容時，洞察和理解之門就從此打開。當你關注你的情緒時，它們可能會向你展示著急、瘋狂、傷心和困惑的原因。

對陌生情緒的抵抗往往會引起更多的恐懼，與其和它戰鬥，不如學會與它們共處，這樣更能削弱它們的力量。跟著感覺走，不管是軀體還是心理感覺。無論你感覺到什麼，允許並認同它們的存在。讓情緒、想法和感覺的波浪到它們需要去的任何地方。

透過確認你的恐懼和其他糟糕的情緒，你可能打開了一扇通往更深層次的理解、慈悲與安寧的大門。

現在慢慢地從正念探索中撤出來，將注意力轉向思維和情緒。不帶任何厭惡或偏愛地覺察心理活動。只是確認很多不斷變化的心理活動，就好像躺在田野上，觀察天上飄逸的雲朵一樣，以同樣的方式來覺察心理活動。

你可能會覺察到心理活動有它自己的內容。它會分析、檢查、計畫、記憶、比較，它會做夢、異想天開，並有自己的好惡。大腦在忙於思考各種各樣的事情，這些想法萌生、形成又消退。只體驗它們如何出現和消失，僅僅把它們當成想法去關注。

把自己想像成一名氣象學專家，觀察你內心的天氣，不作任何評判，如其所是。任由想法和情緒自然起落，體驗它們的出現和消失，如此而已。當你學會無論心裡出現什麼，都以更加鎮定、平和地給予它們空間，你就能夠和流動的心理共處。

當你學會更加平和、沒有分別地給予各種心理活動足夠的空間時，你就可以和流動的心理和平共處。不去打擊、抵抗所有存在的東西，你將會逐漸明白並深深地領悟一切都會改變。

如果正在經歷焦慮、痛苦、悲傷、生氣或令人困惑的情緒風暴，或許就在這個時候，你會發覺給這些情緒足夠的空間，它們將會逐步消退。

現在把關注點從心理活動轉回呼吸，在呼吸時感受你整個身體。感覺你的全身隨著吸氣而上升，隨著呼氣而下降。把身體當作一個既相互聯繫又渾然一體的、獨立而完整的有機體去感受。然後結束觀情緒訓練，為自己進行這次體驗當下的練習慶祝一下。祝願一切都祥和安寧。

觀念頭訓練

一、選擇念頭為禪修物件的原因

所謂念頭，就是你與事物之間的聯繫。例如，癢、雨滴聲、膝蓋的疼痛，如此種種皆是直接感受。它就是一次瘙癢、一記聲音、一種疼痛。然而，一旦疼痛出現，你就會開始思索：「它到底要持續多久？」一旦聽到雨滴聲，你就會開始犯愁：「明天會下雨嗎？」或許一旦瘙癢感出現，你就會開始琢磨：「這裡沒有蚊子，我怎麼會癢呢？不會感染了皮膚病了吧？」最先出現的永遠是直接的感受，之後才是念頭。我們之所以選擇念頭為禪修對象，主要基於以下方面原因：

1、儘管我們腦中的念頭是無常的，不受我們意志的控制，但按照《大乘起信論》來說，念頭有四種相可清楚地分別出來，即：⑴生相，就是念頭剛剛生起之相，往往是對著境界忽然而生的，或者是獨自忽然而生的，它也就是最初的無明心動；⑵住相，就是念頭的持續之相，它的特點就是有了細微的分別和執著；⑶異相，就是念頭的變化之相，也就是從一個念頭的住相，緊接著變化到下一個念頭，沿著一個主題，衍生出一系列緊密相關的念頭，一個緊接著一個，時間長短不定，它的特點是執著越來越深，並且產生了明顯的愛、恨、取、捨的欲望；⑷滅相，就是念頭消滅之相，這個系列的念頭終於結束了。

2、一個世紀之前，佛洛伊德普及了一個概念：我們每個人都有一個深藏於意識表面之下的潛意識，它是引發我們行為的複雜動機，需要很多的時間去發現和理解。主流心理學家認則為這種觀點無法得到證明而放棄這個觀念，轉而關注可觀察的行為，並對佛洛伊德的反對非常激烈。直到六〇年代至七〇年代，行為主義取向的心理學治療師才開始關心患者的內心世界，也就是主觀想法、記憶、觀點、期望和計畫。而且，他們有了重大的發現：驅動我們情緒和行為的大部分事物並不存在於深藏的潛意識，而是在我們覺察的表面之下。不僅如此，如果我們敢於面對，就能看到一個充滿了動機、期望、解釋和故事的豐富內心世界。我們可以對每時每刻大腦中的「意識流」有更多的覺察。遺憾的是，我們腦中的「意識流」有些像「興奮瘋狂的猴子」，有點難以對付。焦慮症、強迫症、軀體形式障礙等精神官能症者尤其如此，被自己的念頭折磨得生不如死。

3、與處理情緒的方式類似，精神官能症患者常用以下幾種方式處理念頭：

(1) 壓制

思考本是「心」的自然活動，而「心」就像一條河流，所以企圖去停止河水流動根本是一件沒有意義的事，甚至危害無窮。精神官能症者正由於反覆去壓制焦慮念頭、強迫念頭而招致痛苦不堪。據一位禪學老師說，一般人一天有一萬七千個左右的念頭。你能壓制得過來嗎？

(2) 迷失在念頭當中

我們解讀世界的方式極大地影響著我們如何反應。心理學中的認知療法常用ABC理論來解釋。A指誘發性事件；B指個體在遇到誘發事件之後相應而生的信念；C指特定情景下，個體的情緒及行為結果。人們一般認為，人的情緒和行為反應是直接由誘發性事件A引起的，即A引起了C。其實，事件（A）本身並非是引起情緒反應或行為後果（C）之原因，而人們對事件的不合理信念（B）（想法、看法或解釋）才是真正原因所在。這裡B即是我們上文中的「念頭」。

許多精神官能症者由於認識不到念頭的暫時性、片面性和不真實性，而迷失在其中。他們在談話時充滿「完美主義」傾向，不是滿嘴「應該」，就是滿嘴「萬一」。例如，強迫症者擔心家裡水龍頭沒關好，並且覺察不到這只是自己的強迫念頭而相信它們，結果從公司請假回家查看。如果有人告訴他這是強迫念頭在作怪，他就會回答：「萬一是真的呢？」這樣的人「寧可信其有，不可信其無」。對此，冥想大師約瑟夫．戈德斯坦有一段精彩的描述：

當我們在想法中迷失了自己時，認同感會非常強烈。想法掃蕩我們的大腦並將其帶走，在很短的時間內我們就會被扔得遠遠的。我們跳上一輛載滿聯想的火車，卻不知道自己上車了，當然也就不知道自己往何處。在路途的某個地點，我們或許會清醒過來，認識到自己一直在思索，自己被強行帶走了。而當我們走下火車的時候，周圍的精神環境已經和我們上車時截然不同了。

因此，我們不可迷失在念頭當中。正如認知療法之父亞倫．貝克及蓋瑞．艾莫瑞所說：「順著你的直覺或感覺通常都是好主意，但當你在焦慮時，這卻是錯誤的方法。你必須去做違反直覺的事。這是因為焦慮是矛盾的。你越試著去捍衛自己，你就越害怕。」

4、如果我們把想法只當想法，把想法只當成大腦神經元固有的反應方式，透過正念與它們建立一種全新的關係：當念頭生起時，不去嘗試抓住它，而只是看著思緒的來來去去，我們就會看到它是如何習慣性地創造出一個自我與他人的意識。就像一個印第安巫師唐璜對他的弟子卡洛斯．卡斯塔涅所說：「你對自己說得太多。你不是唯一這樣做的人。我們每個人都一樣。我們用內心對話維持我們的世界。一個明智的人會覺知到，一旦停止對自己說話，世界將澈底改變。」

因此，如果腦海中冒出了某些強烈的念頭縈繞不絕，你既不可壓制它，當然也不能跟著念頭到處跑，而是要主動去「旁觀」它。對此，欽哲仁波切解釋說：「心創造輪迴和涅槃兩者。然而，它本身並沒有什麼重要，只不過是一堆念頭。一旦我們認識到念頭是空虛的，心就不再有能力欺騙我們。」泰國禪師阿姜查對此有個幽默的比喻：「這很簡單。如果有人罵你是條骯髒的狗，你所要做是就是看看你的屁股。如果你沒有看到尾巴，那麼事情就解決了」，很形象地說明了「唯事實為真實」理念。佛家偈語「不怕念起，只怕覺遲，念起即覺，覺之即消」說的也是這個意思。

二、觀念頭的方法

首先，選擇一個你覺得舒適的姿勢坐好。花點時間安靜下來。從頭到腳檢查一下整個身體，從頭頂開始，逐漸放鬆你的眼睛、面部、肩膀、手臂，注意脊背部保持挺直，讓你的整個身體儘量舒適、自然、穩定。

現在，將注意力完全關注於你的呼吸，去仔細覺察每一次呼吸的開始、過程以及結束，看今天你的呼吸是否有什麼不同的感受，會稍長些？稍短些？還是更加柔和些？當你在關注呼吸的時候，你的身體有些怎樣的感受？或者你感受到的聲音、情緒是否有變得更加強烈？

然後，將注意力從呼吸轉移到你的感受，嘗試命名你此刻正體會到的感覺，比如，痛、癢、冷、熱或者麻，不管這感受是什麼，有多麼強烈，請你只是全然地覺察它，體會它微妙的變化，嘗試以一種放鬆的方式去感知它，就像對待呼吸一樣去溫和地接納它、覺察它、命名它，就只是毫無分別地去覺察它。

當你準備好了之後，試著加上對心中浮現的念頭的覺知，在觀照呼吸的同時，如果你腦海中冒出了某些強烈的念頭縈繞不絕，你可以去轉而關注它。注意它們什麼時候出現，觀察它們在腦海裡停留，以及它們最終的溶解和消散。不要刻意地讓想法出現和消失，就讓它們按自己的意志來去。

我們的念頭也許是一些圖像、語句，或者是一些回憶、想像、計畫，當你捕捉到它之後，可以嘗試去標示這些念頭，比如：想法——想法，想像——想像，回憶——回憶。就這樣，當你有意地去覺知與標示這些念頭的時候，它們就會像晨霧一樣消融在你覺知的陽光中。

此外，你可以設想自己正在電影院看電影，將想法投射到銀幕上，以這種方式關注想法在意識之中的存在情況——你坐下來，看著銀幕，等待一個想法或意象的出現。當它出現時，你觀看著它「在銀幕上」的樣子，就一直關注；當它消失時你也忘了它。注意你是否被捲入戲劇場景，登上了電影銀幕。注意到這種情形時，慶祝自己的這一發現，然後重新返回自己的座位，耐心等待下一批思維登臺——下一幕一定會上演。

你也可以像趕公車一樣地看著念頭。當你剛趕到公車站，發現公車正在離站，那就得等下一班車了。同理，念頭和念頭之間通常都有一個空隙，這個空隙儘管比一剎那還短，但它仍舊是一個空隙，能夠識別。接著，另一個念頭又跳出來，當它消失時，又是另一個空隙。

然後，又一個念頭到來、離去，跟著又是一個空隙。就這樣看著念頭的不斷迴圈：念頭之後是空隙，空隙之後緊接著又是念頭，然後又是個空隙。如果你能持續不斷地練習，那麼，這些空隙就會越來越長，而你如實地安住自心的體驗也會變得越來越直接。

如果某個念頭確實很強烈，可能它會一直在那裡浮現，不容易消散，那就請你一直保持旁觀的覺察去標示它，而後這個念頭就會逐漸減弱，直到它最終消失。

你可以簡單地以呼吸作為觀照的中心，如果各種感受紛繁複雜，此起彼伏，那就將注意力盡可能回到呼吸上，如果某些感受、念頭或者情緒確實太過強烈，讓你無法忽視，那就去覺察它，標示它，保持對它的覺知。但在覺知的同時，保持開放、接納的心態，不要有任何分辨和評判，直到它最終消失，而後再次回到你的呼吸上來。

就這樣，帶著精微的覺知去觀照呼吸，或者去覺察、感知和標示當下出現的強烈的感受或念頭。不必刻意去改變什麼，只是溫和而精微地去感知、覺察和標示。

然後結束觀念頭訓練，為自己進行這次體驗當下的練習慶祝一下。

其他正念修習方法

除上述觀呼吸、觀軀體感受、觀情緒、觀念頭等主要的正念禪修方法之外，下面這些修習方法對精神官能症患者的治療和康復亦有輔助作用，下面簡要介紹之。

一、正念走路

正念走路又稱行禪，一行禪師稱為「安詳在每一步之中」。美洲原住民納瓦荷人說的「無論身在何處，在美中行走」也是這個意思。要我們以輕鬆的方式，緩慢地走，嘴角保持一絲微笑，真正地享受走路——不為到達而走，就只是為了走路而走路，活在當下，歡喜地享受每一步。方法相對簡單，任何人都做得到。我們可以參照以下步驟來練習：

首先要找一個不為眾人注目的場所，空間足夠，至少要有五至十步的直線距離。好的地方包括：客廳、操場、森林中的空地，海灘也不錯，在超級市場推購物車也很好，你走多慢都行。

在選定的地方某一端開始，以警覺的姿態站立一分鐘。保持你的頭部抬正，頸部放鬆。張開眼睛以維持平衡，不過不要注視任何特別的東西，手臂自然下垂置於前方、後方或兩側均可。

把全身的注意力都放在雙腳上面，感受腳掌與地面接觸的直觀感覺，以及全身的重量透過雙膝和雙腳傳遞到地面的感覺。你或許會發現讓膝蓋稍稍彎曲幾次能夠更好地體驗到腳掌和腿部的感覺。

輕輕地抬起左腳後跟，注意小腿肚肌肉感覺的變化，然後繼續抬起整隻左腳，把全身的重量轉移到右腿上。全神貫注地覺察左腿和左腳向前邁進的感覺，以及左腳後跟著地的感覺。腳步不必邁得太開，自然的一步就可以了。讓左腳的其他部分也完全著地，繼續抬起右腳後跟，體會全身重量落到左腿和左腳的感覺。

當體重全部轉移到左腿之後，把右腳抬起向前邁進，覺察右腳和右腿在感覺上的變化。當右腳後跟著地的時候，把注意力集中到右腳。隨著右腳掌完全著地，左腳跟微微抬起，身體的重量又全部落到了右腳上。

透過這種方式，一步一步地從小路的一頭走到另一頭，要特別注意腳底板和腳後跟與地面接觸時的感覺，還有兩腿在移動時肌肉拉動的感覺。你還可以把覺察擴展到其他你所關心的部位，比如關注行走過程中呼吸的變化，呼氣和吸氣分別是如何進行的，有什麼感覺。你的覺察還可以容納整個身體的感覺，包括行走和呼吸，以及每走一步腳和腿的感覺變化。

當你走到小路的盡頭時，請靜止站立一會兒；然後慢慢轉過身，用心去覺察轉身時身體的複雜動作，然後繼續正念式行走。隨著腳步的前進，你還能不時地欣賞到映入眼簾的風景。

以這種方式來回走動，儘量對每時每刻行走中的體驗保持完全的覺察，包括腳和腿的感覺，以及腳接觸地面的感覺。保持目光直視前方。

當你發現思維從行走的覺察中游離時，請把行走中的某一個步驟作為注意的客體重新進行關注，利用它將你的思緒拉回到身體以及行走上來。如果你的思緒非常焦躁，那麼靜止站立一會兒，雙腳並列與肩同寬，把呼吸和身體作為一個整體進行覺察，直到思維和身體都慢慢平靜下來。然後繼續進行正念式走路。

需要注意的是：練習時注意別讓身體緊張，發現僵硬之後立即放鬆。這不是運動或舞蹈，而是覺知練習。因此，不要為了優雅而做特別的嘗試，不要試著讓自己好看。你的目標是達到完全警覺、高度敏感，以及完整且毫無阻礙的走路經驗。把注意力全部放在腳部與腿部傳來的感覺上，試著盡可能記住每一隻腳移動時的資訊。全心投入純粹走路的感覺，注意它個別的感覺。當腳觸地與抬起時，感受每一個微小的觸感變化。

二、正念進食（吃一粒葡萄乾）

我們常常一邊做著「更重要的工作」，一邊大口大口地吃著東西。如果我們失去的只是味道，並不嚴重。但是，一旦你注意到全神貫注對生活小事的重大影響，就會開始意識到心不在焉產生的代價。正如下面這則故事所說：

一位知名的旅行作家被邀請去參加一個地位顯赫的日本家庭的宴會。這位主人邀請了很多的客人，並告訴他說，當晚有很重要的事情要宣布。宴會上有一道菜餚是河豚肉，這在日本是極其精緻的食物，因為河豚肉具有毒素，只有技藝精湛的廚師才能將毒素完全剔除。因此，提供這種魚肉作為菜餚實在是非常盛情的款待。

作為被熱情款待的客人，這位作家懷著極大的期待接過盛有河豚肉的盤子，有滋有味地品嘗著每一口食物。這種美味真的不像以往任何一種他吃過的東西。他對河豚肉的精緻口感深深著迷。不需要任何誇張，這種魚肉真是很令人讚歎，是他吃過的最好的食物。就在這時，主人突然宣布說其實作家所品嘗的魚肉只是一種普通的魚類。另一位客人吃到的才是河豚，但他卻完全沒有注意到。

這次的經歷讓作家領悟到了一件「重要的事情」，那就是並非這種罕見而昂貴的食物有多麼美味，而是如果你仔細地去體會每一口的滋味，那麼即便是普通的食物也會十分出色。

下面，透過吃一粒葡萄乾來進行正念進食訓練，讓我們來學習如何讓意識融入我們的生活，感受、重新認識生活中的普通時刻。大家可以依照以下步驟來練習：

首先，拿起一粒葡萄乾，將它放到你的手掌上或者夾在拇指與其他手指之間。注意觀察它，想像自己是從火星來的，以前從來沒有見過這個物體。

然後，從容地觀察，仔細地、全神貫注地盯著這粒葡萄乾。讓你的眼睛探索它的每一個細節，關注突出的特點，比如色澤、凹陷的坑、褶皺、凸起以及其他不同尋常的特徵。接著，把葡萄乾拿在指間把玩，在你的手指間把它轉過來，感受它的質地，還可以閉上眼睛以增強觸覺的靈敏度。

然後，把葡萄乾放在鼻子下面，在每次吸氣的時候吸入它散發出來的芳香，注意在你聞味的時候，嘴巴和胃有沒有產生任何有趣的感覺。

現在，慢慢地把葡萄乾放到你嘴邊，注意到你的手和胳膊如何精確地知道要把它放在什麼位置。輕輕地把它放到嘴裡面，不要咀嚼，首先注意一下它在嘴裡面的感覺，用舌頭去探索。

當你準備好咀嚼它的時候，注意一下應該如何以及從哪裡開始咀嚼。然後，有意識地咬一、兩口，看看會發生什麼，體會隨你每一次的咀嚼它所產生的味道的變化。不要吞咽下去，注意嘴巴裡面純粹的味道和質地，並且隨時留心，隨著葡萄乾這個物體本身的變化，它的味道和質地會有什麼樣的改變。

當你認為可以吞咽下葡萄乾的時候，看看自己能不能在第一時間覺察到吞咽意向，即使只是你吞咽之前有意識的體驗。

最後，看看葡萄乾進入你的胃之後，還剩下什麼感覺。然後體會一下在完成了這次全神貫注的品嘗練習後，全身有什麼感覺。

三、正念傾聽

有一則諺語說：「我們長著兩隻耳朵，一張嘴巴，所以我們聽的要比說的多一倍。」小時候，我們在與父母交流時經常會分神，以致父母會一遍又一遍地說：「你在聽我說話嗎？」在成人關係中，許多人也因為缺乏耐心傾聽，而造成了以不被理解、失望和痛苦為特徵的互動關係。正如西班牙諺語所說：「兩個雄辯之人不會並肩走得太遠。」

精神官能症患者也是這樣，他們往往是注意力不集中的，經常抱怨自己健忘。同時，他們又對周圍的聲音非常敏感，有些患者說自己一聽到電話聲就緊張，出現驚跳。更多見的是抱怨周圍太吵而影響自己工作、學習、睡眠。因此，訓練如何正念地傾聽非常重要。我們可以參照以下步驟來練習：

首先，選擇一個你覺得舒適的姿勢坐好。

花點時間安靜下來。從頭到腳檢查一下整個身體，從頭頂開始，逐漸放鬆你的眼睛、面部、肩膀、手臂，注意脊背部保持挺直，讓你的整個身體儘量舒適、自然、穩定。

現在，用幾分鐘時間進行觀呼吸和觀軀體感受禪修，請記住，在隨後的練習中，你隨時可以進行觀呼吸和觀軀體感受的禪修練習，以便在意識受到過分干擾或衝擊的情況下，穩定自己的身體和意識。

當你做好準備之後，讓你的注意力焦點從身體知覺轉移到聽覺上，注意你的耳朵，把覺察打開並擴展，以便隨時能夠捕捉到來自任何地方的聲音。

你沒有必要特意尋找聲音或者傾聽某種特別的聲音。相反，你應該盡力保持接納心態，接受來自各個方向的聲音——近處的、遠處的、前方的、後方的、旁邊的、上面的、下面的。這樣，就打開了你周圍全部的聲音空間。你既要覺察明顯的聲音，也要關注更加微弱的聲音，讓覺察範圍包括從聲音到沉默的全部空間。

儘量把聲音僅僅知覺為聲音、純粹的聽覺物件。注意我們在聽到聲音之後都有馬上為其貼上相應標籤的傾向（汽車、火車、空調、收音機）。試試看能不能意識到自己在貼標籤後，標籤之外和之下，重新將注意的焦點放在聲音的原始感覺上（包括聲音內的聲音）。

你可能發現自己在思考這些聲音。嘗試是否可以重新感知這些聲音的直接品質（這些品質包括音高、音質、音強和音長），而不是它們的意義、影響和有關故事。

只要發現你的意念沒有集中在聲音上，就要溫和承認它轉移到了什麼地方，然後重新收回注意力，使其重新關注聲音的發生與消失。

就這樣，把注意力放在每時每刻的聲音上。不必刻意去改變什麼，只是溫和而精微地去感知、覺察。然後結束「正念傾聽」的訓練，為自己進行這次體驗當下的練習慶祝一下。祝願一切都祥和安寧。

四、慈心觀

慈心觀是一項古老的修煉，我們要做的是先對自己散播愛，之後將慈愛傳遞給我們所愛的人，最後擴展到一切眾生。慈心觀的美妙之處在於可以隨時隨地修煉。在街頭散步時，在擠公車時，在坐飛機時，你都一樣可以修習——「願他喜樂安康，願他心中充滿慈悲。」這個練習也可以在其他正念修習的開始或結束時來做，這樣就可以將愛和慈悲帶到你靜坐練習的過程中，還有你的生活中。我們可以參照以下步驟來練習：

首先，坐得舒適、放鬆一些，閉上眼睛，讓身體和呼吸逐漸柔和下來。然後去覺察你的身體和心理，覺察你所感受到的一切——可能是來自於你當天經歷的，或者是近來一直伴隨你的各種情緒或想法。你只需允許並確認所有內在的感受，順其自然，如其所是，不作評判，不作分析。

逐漸把注意力轉移到對呼吸的覺察上來，保持正常的、自然的呼吸。吸氣的時候，去覺察空氣的吸入，呼氣的時候去覺察氣體的呼出。

關注你的呼吸，去感受每一次的吸氣和呼氣。並把注意力放在鼻尖或腹部。如果關注的是鼻尖，就仔細體會吸氣和呼氣時接觸空氣的感受。如果關注的是腹部，就去感受每次吸氣時腹部的擴張感和呼氣時的收縮感。

專注於每一次呼吸，吸入，呼出，仔細觀察呼吸的出現和消失。繼續呼吸。

現在將你的注意力轉移到你的胸部和心臟部位，去感受任何內在的感覺，讓你的每一種感覺自由地抵達它想要去的地方。

嘗試將你的呼吸和對心的感受聯結在一起，彷彿將呼吸帶到你的心中，隨著心的感受，一呼一吸。並反思生命是何等的脆弱和寶貴。

我們所有人都生活在不能逃離的特定現實中。設想從某一個令人驚奇的時刻起，你開始了不可逆轉的衰老過程，隨後就是疾病、死亡和分離。敞開心扉去思考什麼才是人生最重要的東西。

現在用慈悲、寬容和愛去感受你自己寶貴的生命。你可能經常自我批評、評判或對自己太苛刻。你可能發現相對自己而言，更容易對別人慈悲。因為害怕別人會如何評價自己，很多人不想對別人說出自己內心的想法。

用心去感受慈愛強大的力量，它是一種無限、無私的愛，如同太陽、月亮或星星一樣，沒有區別、分歧或偏見地照耀眾生。

將這種愛融入你的心臟、皮膚、肌肉、器官、骨骼、細胞及全身的每個角落。祝願你能對自己更友好、更慈悲，能夠承認和接納現在不完美的自己。

感受對自己的愛也許是一場戰鬥。接受挑戰，去戰鬥吧！然後繼續敞開心扉，去發現對自己慈愛的體驗是一種什麼樣的感覺。

現在，我們要在心中覺察並尋找對我們自己的愛與慈心。花幾分鐘時間來閱讀下列語句，並讓它們融入你的生命：願我是安全的。願我是健康的。願我身心自在。願我祥和安寧。

然後，請體會並覺察一下你身心的感受。

現在將慈愛的範圍拓展到一個或多個人，如你的恩人、老師和其他對你有啟發的人，重複同樣的語句：願我的恩人是安全的。願我的恩人是健康的。願我的恩人身心自在。願我的恩人祥和安寧。

現在逐步將慈愛的範圍擴大到一個或多個你的至親好友身上，如你的家人、朋友或生活在同一個社區的人：願我的至親好友是安全的。願我的至親好友是健康的。願我的至親好友身心自在。願我的至親好友祥和安寧。

現在進一步將慈愛的範圍延伸到一個或多個熟悉的普通朋友或陌生人身上：願我的朋友

是安全的。願我的朋友是健康的。願我的朋友身心自在。願我的朋友祥和安寧。

現在考慮將慈愛延伸到一個或多個與你難以相處的或敵人身上。對這些人給予慈愛看起來似乎是一種挑戰或是根本不可能的。但是當你知道怨恨對自身的健康和幸福有毒害作用時，你可以出於對自己的慈愛和慈悲來消除怨恨。仔細反思並學著寬恕，你會領悟到恐懼和缺乏對恐懼的覺察是導致衝突和不友善的根源。敞開你的心扉，將慈愛施與那些難以相處的人。然後進一步擴展到希望他們也能夠進入自己的心靈，獲得更大的覺察，並將恐懼轉化為愛。溫柔地、慢慢地將慈愛給予那些難以相處的人或敵人：願與我難以相處的人是安全的。願與我難以相處的人是健康的。願與我難以相處的人身心自在。願與我難以相處的人祥和安寧。

現在花點時間去想一下那些不幸的人，把你的慈愛帶給那些你所知道的正在經歷身體或精神痛苦的人。想像那些面對困難和挑戰的人們，正在經歷療癒和平靜的畫面。將這種平靜逐漸擴展到眾生，願一切經歷身心痛苦的眾生在心靈上是祥和安寧的。

現在把慈愛給予正在遭受自然災害、戰爭、饑餓或無家可歸的人。願他們也是祥和安寧的。把慈愛施與任何感到焦慮、壓力、孤獨、疏離、無望的人，還有那些正獲得或失去以及放棄希望的人。願他們也是祥和安寧的。

將慈愛給予所有眾生，傳播到所有地方：願一切眾生都是安全的。願一切眾生都是健康的。願一切眾生都身心自在。願一切眾生都祥和安寧。

當你開始準備結束慈心觀訓練時，回到你的呼吸上。隨著呼吸去覺察和感知整個身體的變化，吸氣時感知身體的上升，呼氣時感知身體的下沉。把身體當作一個既相互聯繫又渾然一體的、獨立而完整的有機體去感受。然後結束慈心觀訓練，為自己進行這次體驗當下的練習慶祝一下。

五、日常生活中的正念修習

日常生活中存在著無數機會，你可以借助它們讓自己暫停一下，集中精力，提醒自己處於完全清醒的狀態，真實感受當前正在發生的情況。例如：

1、做飯

任何做飯過程都是一個極佳的正念練習機會——它涉及視覺、聽覺、味覺、嗅覺和觸覺。專注刀具切割不同蔬菜時的感覺，或者每一段切割下來的蔬菜散發出的味道。

2、進食

在一頓飯之中，嘗試安靜地品嘗某一部分食物，或者不要被電視機或電腦分心。真正將注意力放在食物上——感受它的顏色、形狀，甚至這個食物經過了哪些環節才被端到你的餐桌上，並體味進食時的感覺。觀察你是否很容易什麼都不想就吃下第一口。那麼，第四口的感覺又怎麼樣呢？

3、洗衣服／洗碗

不要一次洗太多衣服，只要挑出三或四件衣服來洗，用最舒服的姿勢站著或坐著，以免背痛，放鬆地搓洗衣服，注意自己用雙手、雙臂的每個動作，注意肥皂和水，當你把衣服搓洗乾淨了，你的身心應該會感到像衣服一樣乾淨清爽。如果你的心出現散亂，請保持微笑且好好地呼吸。

洗碗也是探索感覺的一個非常出色的機會。在此期間，你的注意力會不斷回到當前時刻，洗碗、觀察水流、感受溫度，等等。

4、泡茶

準備一壺茶款待客人，或泡給自己喝。在正念中緩緩地進行每個動作。不要失去正念讓任何一個最細微的動作滑了過去，心中要了了分明。了知你的手正握住茶壺把手，提起茶壺。覺知你將清香暖熱的茶水倒入杯中。每一個步驟都要在正念中進行。比平常更輕且更深地呼吸。如果你的心出現散亂，就要先看好自己的呼吸。

5、打掃房間

將工作分成幾個步驟：清理東西，收整書籍，刷洗廁所，擦淨浴室，打掃地板，清除灰塵。為每樣工作安排好相當充裕的時間。動作要慢，比平時還慢三倍。對每樣工作都全神貫注。例如：整理書架時，看著書，覺知它是哪本書，知道自己正要把它放在哪個位置，了知自己正伸手去拿書，並取下它。避免任何突然或粗魯的動作。對呼吸保持正念，特別是在心神散亂的時候。

6、平躺

背部平躺，不要用墊子或者枕頭支撐。雙臂放鬆，平放在身體兩側，雙腳微微張開，向外舒展。輕輕地吸氣、吐氣。專注於你的呼吸，放鬆全身肌肉。放鬆每一寸肌肉，就好像它正要沉到地底下，或像懸掛在微風中的一片絲綢那般柔順。完全地放鬆，只要專注於自己的呼吸和微笑。把自己想成一隻貓，全身軟綿綿地躺在溫暖的爐火前。當貓的筋肉鬆弛下來，任何人的撫觸，牠都不會抗拒。

7、慢動作洗澡

給自己三十到四十五分鐘洗個澡。一秒也不要急。從一開始準備熱水，到最後穿上乾淨的衣服，每個動作都要保持輕緩。注意每個動作。把注意力放在身體的每個部位上，不要有區別，也不要害怕。對身上每一道水流保持正念。當你洗完時，你的心應該像身體那般輕盈、平和。隨順你的呼吸。想像自己身處於夏日潔淨清香的蓮花池中。

8、想像自己是一顆鵝卵石

靜靜地坐著並緩緩地呼吸時，將自己想像成是一顆將沉落在清澈河流的鵝卵石。下沉時，沒有任何目的引導你的動作，朝著河床柔軟的沙地那完全的休憩處沉落。繼續禪觀那鵝卵石，直到你的身心得到完全的休息，就如那顆在沙地上休憩的鵝卵石。將這樣的平靜、喜悅持續半個小時，同時注意自己的呼吸。沒有任何關於過去或未來的念頭，能將你從當下的平靜、喜悅中帶離。

9、開車

開車時，注意觀察你關注的焦點。如果你的注意力放在即將召開的會議或者其他什麼事情上，要知道這是你自己所做的選擇。如果你選擇將注意力主要放在開車以外的其他事情上，注意觀察當實際情況需要時，你會飛快地將注意力轉移到開車動作上。觀察你是否頻繁地將開車動作置於次要位置！在開車過程中，抽出一部分時間專注駕駛——注意身體的所有感覺，雙手和雙腳的移動，你目光掃視的範圍，視距的遠近調節等等。

10、排隊

當你在超市排隊時，如果某種因素拖延了你的進程，你是否能注意到自己的心理反應？你可能覺得「選錯隊」，不斷思考是否應該跑到另外一排看上去較短的隊伍？此時，你應該檢查一下你的內心狀況，明確你目前所處的心理狀態。花點時間詢問自己：我的腦海中正在發生什麼？我的身體中有什麼感覺？我注意到了什麼情緒反應和衝動？

如果你發現自己被「抓緊時間」的欲望所驅使，說明你很有可能處於自動狀態的「行動」模式之中。不過，這沒有什麼，你需要做的是保持對呼吸正念。

11、站立（立禪）

背靠牆壁，讓兩腳和牆壁之間保持五釐米左右的距離。然後，雙腳平行分開，距離大於骨盆寬度。腳掌貼緊地面，膝蓋向外彎曲，腰部位放低。另外，臀部和後背不能完全緊貼牆壁，但是也不能分開距離太遠，要保持輕觸牆壁的距離。重心要放在從大腿內側到腳趾大拇指的位置上。整體來說，就像坐在椅子上一樣的姿勢。

智慧療法篇

痛苦不會「從」生活中消失，而是消失「進」生活裡。

——巴里·馬吉德

懂得智慧的所在、懂得力量的所在、懂得領悟的所在，或許你還知曉日子和生命的長短，知曉眼中光芒和寧靜的源頭。

——詹姆士·沃克

只有當病人已經走近解釋，只差一步他自己就可以抓住解釋的時候，醫生給病人來個畫龍點睛，才是恰當的。

——佛洛伊德

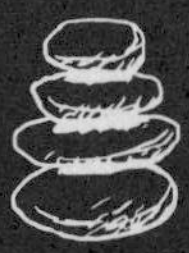

第7章 用於精神官能症治療的禪門經典語錄

禪學注重內在的體驗，所以向來以「不立文字」、「禪不可說」著稱，雖然如此，歷代禪師還是留下了大量的經典語錄。本章精選適合精神官能症治療的禪學格言名句，並結合富於啟迪性的禪門智慧故事、心理學和精神醫學知識，來進行生動形象地體悟與闡釋。有心的讀者會驚喜地發現，也許其中的一句禪語就足以讓你的心理痛苦得以釋然。

生死事大，無常迅速

此語出自《六祖壇經》，意謂死亡是人生的根本煩惱。

科學研究證明，人是世界上唯一知道自己會死去的生物；人在本質上都是孤獨的，不知從何處來，也不知到何處去。因此，生死問題一直是哲學家、宗教家、心理學家、科學家們共同關注的問題。禪家亦以「了脫生死」為根本目的，他們探討生命的本質、生活的意義，以及如何使生命達到圓滿境界。誠如明代憨山大師在他的《夢遊集》中所說：「從上古人出家本為生死大事，即佛祖出世，亦特為開示此事而已，非於生死外別有佛法，非於佛法外別有生死。」

在著名心理學家弗洛姆看來，佛學和其他偉大的人道主義宗教一樣，其目的都是：「克服一己之我的侷限，達到愛、客觀、謙和、尊重生活，從而使生活本身成為生活的目的，使人成為其潛能得以實現的人。」現代心理治療的奠基者佛洛伊德指出，每個人都具有生本能、死本能，死之本能的終極目的就是回歸到恆定不變的無機物，死之本能的存在就意味著任何生物個體都不能長生不死，生物的最終命運總是回歸到無機物。

死亡既然是人的一切侷限性的歸結，也就成為人生最嚴峻、尖銳的問題，成為人類心靈深處最根本的憂患，是人類最深刻的痛苦。人生短暫與宇宙永恆的矛盾最能激發人內在心靈的不安與痛苦。四千年前，古巴比倫英雄吉爾伽美什遭遇了摯友印齊杜之死，他感歎道：

「你變得黯淡，不聞我的呼喚。當我死時，豈不也像印齊杜般？我心傷悲，懼怕死亡。」吉爾伽美什說出了我們的心聲，每個男人、女人、孩子都會像他一樣懼怕死亡。對於有些人來說，這種恐懼不會直接出現，它會喬裝打扮成心理疾病或一種普遍的不如意感；有些人卻體驗到一種強烈的、能夠意識到的死亡焦慮或健康焦慮；還有些人陷入了深深的死亡恐懼，完全不能享受人生的歡樂和滿足。正如伊壁鳩魯提出：「痛苦來源於我們對死亡無所不在的恐懼。」從某種角度看，許多人的失眠、焦慮、恐懼、抑鬱等症狀皆由隱秘的死亡恐懼所引發。甚至可以說，每一個噩夢都是死亡焦慮掙脫束縛、恐嚇做夢者的結果。

迄今為止，儘管心理學界對生死問題做了大量的探索，但進展不大。可以說，目前的心理治療體系大多只是解決人生的各種現實問題，很少有勇氣去面對生死問題。與之不同，禪學自稱「生死之學」，認為生死是人生最核心的問題，人生的所有煩惱均依附於生死問題上，超越了生死，人生的其他各種煩惱、矛盾自然將迎刃而解。下面舉一例佛陀關於死亡的教育：

二千五百多年前，佛陀在印度菩提樹下覺悟，然後遊化印度大地的時候，我們這個故事的主角也生活著。她的名字叫迦沙．喬達彌，喬達彌按照常人發展，出生、成長，然後成家進入婚姻。在成婚後不久，她十月懷胎生了一個兒子，她盡其所能照顧這個孩子，希望讓這個孩子長大成人。在她的悉心照顧下，孩子一天天地長大。養育孩子長大的過程，雖然是辛苦的但也是溫馨的，看著孩子慢慢會認媽媽，望著他向自己微笑，她從中體會到生活的幸福。隨著時間的流逝，慢慢地，孩子由爬開始學習走路。

但是，那個時代的死亡率比較高，不幸不久就降臨在喬達彌的頭上，那個孩子在一歲的時候開始生病，她起初以為是一般的疾病，四處求診治療，但沒有結果，看著自己孩子的病一天天變得嚴重又無法治療，她開始擔心焦慮起來……最後，小孩因為疾病無法醫治，在一歲多就夭折了。

喬達彌遭此打擊傷心欲絕，當家裡的人準備火化孩子的屍體時，她不讓周圍的人接近孩子的屍體，她不承認她的孩子已經死去了，像瘋了一樣緊緊抱著孩子的屍體在整個城市的街道上奔走，碰到人就問：「是否有藥可以讓我的孩子復活？」

有些人不理會她，有些人嘲笑她，有些人認為她發瘋了……但她繼續邊走邊說著：「我一定能找到懂得解救我的孩子的人。」

最後她碰到一個人告訴她，世界上只有佛陀一個人能夠為她施行奇蹟，讓她的孩子復活。

喬達彌問道：「那佛陀在哪裡？我馬上要找到他。」

於是那個人指給她走向佛陀所在的僧團駐地的路。

喬達彌根據那人所指的方向抱著孩子的屍體找到了佛陀駐地，向佛陀敬禮，然後站在一旁問道：「佛陀，人們說您知道治療我孩子的方法，是真的嗎？」

佛陀答道：「是的，我知道。但妳先需要去準備一些東西才行。」

「那我需要準備什麼才能讓我的孩子復活呢？」

「妳去找一些芥子。」

「我一定能找到的。」

「但是，那不是通常的芥子，而是特別的一種芥子。」

「佛陀，那是一種什麼樣的芥子呢？」

「去向一個未曾有子女或任何人過世的家庭要幾粒芥子！妳只要能要來那些芥子，我就能使妳的孩子復活。」

「太好了！長者，我馬上去要。」喬達彌回答。

她向佛陀敬禮，然後就抱著孩子的屍體趕快跑向城市，去沿門挨戶地詢問這一種芥子。

喬達彌停在第一間屋子前，問道：「你有芥子嗎？佛陀說芥子能治療我的孩子。」

屋主於是就進屋拿了一些芥子給她。

喬達彌接著又問：「朋友，您家裡的人是否曾經有親人死去過？」

「喬達彌，妳在問什麼？這家中過去死去的人比現在活著的人都多。」屋主有點莫名其妙。

「那請您拿回這芥子吧！它們並不能治好我的孩子。」她說著便把芥子退還給屋主。

接著她就這樣一家一家沿門挨戶地詢問和乞討，走遍了整個城市，始終找不到所要的那種芥子。最後，她只能抱著孩子的屍體回到佛陀那裡。

佛陀問她：「妳找到使孩子復活所需要的芥子了嗎？」

「哎！找不到！」

這時候她突然想到，「噢！這的確是一件難辦之事呀，我以為只有我喪失了孩子，卻原來整個城市中，死亡的人比活著的人還多呀！每家都是死過人的。」

當她這樣思考孩子死去這件事情時，本來瘋狂迷失的心恢復了理智和平靜。

佛陀這時候教導她：「世界有一個永不改變的自然規律，那就是一切都在變化。妳需要瞭解這一點才能超越憂愁悲傷！」

喬達彌瞭解、接受了這一教導，頂禮佛足，然後火化了孩子的屍體。

她終其一生追隨佛陀。

煩惱即菩提

此語出自《六祖壇經》，意謂直面煩惱，既不糾纏，亦不迴避。

禪家認為人生的最高境界和最大追求是開發自己的心靈世界，實現自我覺悟，從煩惱和痛苦中解脫出來。但這並不是說要迴避煩惱，逃離世俗，而是強調在現實中直面煩惱、解決問題。慧能認為「煩惱」即「菩提」，「菩提」並非「煩惱」之外的「菩提」，「煩惱」與「菩提」的差別僅僅在於「心」的迷和悟，離開了「心」的作用，也就無所謂「煩惱」和「菩提」。正所謂：「煩惱即菩提，前念迷即凡夫，後念悟即佛，前念著境即煩惱，後念離境即菩提」。下面這則公案也表達了「煩惱即菩提」的意思：

趙州禪師上堂說法：「佛即煩惱，煩惱即佛。」

有一個和尚問：「不知道佛為誰煩惱？」

趙州答：「為芸芸眾生煩惱。」

和尚又問：「怎樣消除這種煩惱？」

趙州反問：「用得著消除嗎？」

從心理學角度來說，「煩惱」和「菩提」的差別在於個人捲入的程度。每個人在無意識中都潛抑著過去的創傷、複雜的情感經歷和與生俱來的原始欲望，夾帶著巨大的心理能量。

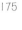

當遇到了現實生活中的各種各樣的煩惱，由於不可知的原因，內心深處潛抑的東西被擾動、泛起——蟄伏著的巨大心理能量啟動了！我們很容易捲入其中，一旦深深地捲入，平時卓有成效的防禦機制也暫時停止了工作，表面的平靜被打破，於是長久地停留在情緒中而不能自拔，與煩惱糾纏在一起，保持理智成了奢望。喪失理智意味著內心失去了安寧，於是痛苦、焦慮、抑鬱、憤怒……變成了可怕的主旋律。正如下面這則故事所說：

張拙居士曾作了一首偈子：「斷除煩惱重增病，趨向真如亦是邪。」

紫柏禪師見了，說：「錯了，錯了！應該改為：斷除煩惱方無病，趨向真如不是邪。」

有一個和尚在旁邊說：「我看是你錯他不錯。」

紫柏聽了，心中大疑，日夜參究，因而頭面俱腫。一日，忽然恍然大悟，那腫起來的部位才消下去。

想要斷除煩惱好比想要斷除妄念，如果「一心」想去斷除，有所趨向，那麼「心」就會為此而增添新的煩惱。精神官能症者即是如此，他們對不敢去或不想去的地方總是找種種理由不去，對恐懼的念頭喜歡採用壓制的方法讓它別在腦中出現。殊不知越逃避麻煩越多，越壓制則頭腦中念頭越多。因為面對由煩惱觸動而泛起的無意識中的衝突，強行克制，於事無補，反而更容易被其吞噬。好比牛頓第三定律，作用力越大則受到的反作用力也越大。

如果我們不再將煩惱視為負擔，既不與它糾纏，也不迴避它。而是主動地去覺察「煩惱」所觸發的內心衝突，保持心靈的開放狀態，那麼「煩惱」也就不再存在了。泰國禪師阿姜查曾經利用眼鏡蛇的比喻很好地解釋了這一原則，謂：

「心的活動就像能致人於死地的眼鏡蛇。假如我們不去打擾一條眼鏡蛇，牠自然會走牠的；即使牠非常毒，我們也不會受到牠的影響；只要我們不走近牠或去捉牠，牠就不會來咬我們。眼鏡蛇會照著牠的本性行動，事情就是如此！如果你聰明的話，就別去惹牠。同樣地，就讓那些不好的和好的順其自然——依它的本性而隨它去，不要執著於喜歡和不喜歡，如同你不會去打擾眼鏡蛇一樣。一個聰明的人，將會以這種態度來對待他心中升起的種種情緒。當善的情緒在心中生起時，讓它自是善的，並且瞭解它的本然；同樣地，我們也讓惡的自是惡的，讓它順其自然。不要執著，因為我們什麼都不要！我們不要惡，也不要善；我們不要負擔和輕鬆，乃至不求快樂和痛苦。當我們的慾求止息時，平靜便穩固地建立起來了。」

這種方法對處理焦慮、強迫、恐懼等念頭尤其有效，下面再舉一例發生在一次禪修訓練班中的真實事例：

有位女佛教徒去寺廟學習佛教的禪坐課程，講課的老師是那個地區德高望重的著名佛教長老。據說那位長老是精通各種佛教禪座的老師，這使這位在家人對於要講授課程的長老滿懷崇敬。

大清早，這位女士到了寺廟，她和大家坐在寺廟的會堂裡，一起聽長老開示佛教的哲理和怎麼禪修的具體方法。這位長老的講授在她聽來，是如此充滿著智慧和經驗，她不由得喜出望外，心想這次來學習真是值得啊！長老在演講傳授了幾個小時後，讓大家開始在會堂裡一起練習剛才教授的禪坐。

這時候，長老也在會堂前方開始進入禪坐狀態，旁邊的人也都靜下來開始練習。那位女性於是準備按照要求開始。不過在剛準備開始前，她眼光掃了長老一下，發現這位長老的沒有頭髮的和尚頭好亮，在會堂的燈光下散射著光澤。原來是長老按照出家人的每段時間剃髮的習慣剛剃過頭，這在寺廟和出家人中是很正常的事情。

但她的內心這時候突然莫名其妙地產生了一個小小的衝動，她心裡想著是否可以上前去拍那位長老的光頭一下，因為那光頭實在好亮。當她有這個想法出現的時候，她被自己這個衝動想法嚇了一大跳。因為在東南亞的文化習俗中，沒有經過別人同意去拍一個人的頭，是一件相當侮辱別人的事情。何況是去拍如此一位受到社會普遍尊敬的佛教長老的頭，簡直是大逆不道。

當意識到自己這一可怕想法後，心裡產生了一絲害怕，於是馬上訓斥自己這個想法，內心罵道，「頭昏了！做這事情要有嚴重後果的」。然後就試圖把心靜止下來，開始準備按照剛才長老說的方法禪坐。

可是這時候，那想法又出現了，「真想去拍那個光光的頭一下，那麼亮！」

「妳真不要命了，做那樣的事情可要下地獄的！」

「可是，那很好玩啊！」

「胡說，長老的頭豈是能夠隨便去拍打的。」

這麼自己內心對話了一下，就想著千萬不要再去想這可怕的事情了！

可是越不想去想，那想法反而越強烈，心裡有個聲音說，「衝上去打一下那個頭吧！」

「好罪惡！這豈是妳能想的，快離我遠點。」

但那個去拍頭的想法似乎有點不依不饒了，一點也不屈服地繼續它的努力……

就這麼一小時的時間裡，別人都在好好地禪坐，體驗正確禪坐帶來的平靜和愉悦，她卻在那裡與那個想法痛苦鬥爭。

當一個小時的禪坐結束時，她想，「總算結束了。」

於是和周圍的別的在家佛教徒說起話來，說著說著那個想法似乎就沒有了。

到了下午，大家又到了會堂來集體打坐，那位長老又坐在前面，而且這次還坐在那位女性的正前方，當他坐下來的時候，他還向著她慈善地微笑了一下，看見長老衝著自己微笑，頭上還散著光。她突然又生起上午那個可怕衝動，準備馬上站起來衝上去拍長老的頭一下。

「不要讓長老知道這個這麼褻瀆的想法啊！」

想著長老剛才對她的微笑，她恐懼了，「是不是長老已經知道我要做的事情了？」

這一想，可把她嚇壞了，她想，「我這次真不應該來，怎麼會有這麼邪惡的想法！中邪了。慘了！快快不要去想吧！」

這下她實在緊張得有點不知所措了。可是越這麼不去想，那想衝上去打頭的衝動出現得越強烈和頻繁。

長老就閉目坐在前面不太遠的地方，她面對一個誘惑，然後焦慮著和猶豫著。她恐懼著自己那個想法，也沒有辦法再去禪坐了，只是坐在那裡和自己作鬥爭。

就這樣，她度秒如年。

當禪坐結束時，她實在忍受不住那個衝動，看見長老站起來，慈祥地向她這個方向走過來。她突然站起來，準備伸手去拍長老的光頭。這時侯，長老對她微笑了一下，她被嚇壞了，馬上合掌跪下來。

那位長老不知道發生了什麼事情，於是詢問她，「發生了什麼？需要什麼幫助？」

她於是把從上午到下午出現的那個想法，懺悔般地坦白說給長老聽，以請求長老的寬恕。

長老聽了哈哈大笑起來。

他教導她道：「這心可以成為好念頭，因此，為何它不能想壞念頭呢？無論它想到什麼，只要看住它、接受它就會自然消失——不過，如果這念頭是壞的，要確定妳並沒有與它們行動一致就足夠了。」

「什麼？我還沒有完全明白。」

「喔！那妳遇見過毒蛇嗎？」長老問。

「遇見過！」在東南亞的農村，遇見毒蛇是常有的事情。

「那走在路上，遇見毒蛇正在路中央盤繞著，妳又離牠很近了，怎麼辦？」

「我會保持不動，等待那條蛇的自然離開。」女在家人回答道。

「是的！正是如此。就像遇見一條毒蛇，妳馬上逃避，蛇會攻擊妳；而妳去攻擊這條蛇，蛇也會反擊妳。但當妳能夠坦然看著牠保持中立而不行動，蛇到時候就自然會遊走。心念也是如此。」

「喔！是這樣啊！我知道了！」她恍然大悟。

由於說出了自己的可怕想法，並被獲得了面對毒蛇時候的啟示，豁然知道了面對心念之道，她的心於是變得輕鬆了。雖然她這次沒有禪坐好，但卻因此瞭解了心念的自然法則。她滿意地頂禮而去。雖然那個想法後幾天裡還冒過那麼幾下，但她坦然去接受那個衝動，「那不過是某個想法而已」。沒幾天後，這個衝動自動消逝了。

皆令自悟自解

此語出自《六祖壇經》，意謂自己悟才是擺脫煩惱的關鍵，別人只是協助者。

禪學中的「悟」具有多種含義。首先，「悟」常指那種與眾不同的甚至非理性的直觀或直覺思維；其次，「悟」表示一種不可言說的領悟、感受，如「忽然悟解心開，即與智人無別」。「悟」的狀態在心理學角度有如馬蒂諾所描繪：「這不是嬰兒的前自我意識，不是白癡的發育不全的自我意識，不是狼孩遲鈍的自我意識，不是精神病患者退化了的自我意識，不是被麻醉者麻木的自我意識，不是恍惚者昏沉沉的自我意識，不是無夢的睡眠狀態中沉寂的自我意識，不是入定狀態中暫時停止的自我意識，也不是昏迷狀態中呆滯的自我意識。這寧可說就是自我意識本身，它既存在並發生影響於它自身的根本矛盾中，也作為這個矛盾本身而存在並發生影響。」它發生在意識層與無意識的交界處，一旦觸及到這個層次，人們通常的意識就會變得充滿無意識的消息。這種狀態有如《道德經》所稱的「恍兮惚兮，其中有物；惚兮恍兮，其中有象」。

無論「悟」作何解，都是擺脫煩惱所必須的。而且這種「悟」是自悟，不能從他人處獲得。正如詩人拿俄米．希哈布．奈所說：「除了你自己，沒有人能夠給予你真正的快樂和幸福。」下面這則故事也表達了這一意思：

有一個和尚來參見曹山禪師，說：「我懷抱一塊璞玉前來，請師父為我雕琢。」

曹山說：「我不雕琢。」

和尚問：「為什麼不為我雕琢？」

曹山笑說：「你要知道，我曹山乃是好手。」

許多人基於「好心」，搶著去「雕琢」別人。名義上是「為你好」，其實是要把你雕琢成他自己心目中的樣子，結果往往弄巧成拙。目前的心理治療也往往存在過分強調治療師作用的缺陷，沒有充分發揮個體的主觀能動性。實踐表明，給患者一根拐棍是容易的，扔掉就不那麼容易了。因此，曹山說「我不雕琢」，意思是說，禪師不是給答案的人，禪師的任務是刺激學人自己找到答案。換句話說，「世上從來就沒有什麼救世主」，心靈的自由，最終靠的還是自己，因而「自悟」就顯得十分重要。

曾遇一個精神官能症病人，開始就診數週時不斷抱怨自己的病情，不斷問醫生「怎麼辦」，醫生也反覆解釋並提供許多方案。病人似乎仍然無所適從，醫生也覺得有些無可奈何，就告訴他「每天主動留出半個小時，讓自己在這段時間胡思亂想個夠」吧。他似乎明白點什麼。在以後的一次就診時他主動告訴醫生一個現象：「平時經常心慌，尤其緊張時更明顯，越想控制結果心慌得越厲害，一週前的一天自己沒事做，試著想看看心慌到底有多厲害，結果心慌並沒出現，此後自己每天留出點時間準備讓自己心慌，但一次也沒出現過」。這個病人的方法就有點「自悟自解」的味道了。佛陀曾用「自己走這條路」來強調自我領悟和實踐的重要性：

印度北方有一個叫做舍衛城的都市，佛陀有一個供大眾內觀及聽聞其說法的中心。有一位年輕人每個晚上都會來聽佛陀說法，如此過了好多年，年輕人卻從未將佛陀的教導付諸實行。數年後的某個晚上，年輕人提早到了，發現只有佛陀一個人，便走向佛陀說：「佛陀，我心中常常生起一個疑問！」

「哦？在法的道路上是不應該有任何疑問的，讓我們來釐清它們吧，你的問題是什麼呢？」

「佛陀，這麼多年來，我一直來您的內觀中心。我注意到在您的周圍，有許多出家的比丘、比丘尼，還有為數更多的在家居士，或男、或女。其中一些人已經持續地來您這兒好幾年了。我可以看出，有些人已經確實達到了最終的階段；相當明顯地，他們已全然解脫了。我也看到有些人的生活確實獲得改善，雖然我不能說他們已完全地解脫，他們活得比以前好。但是佛陀啊！我也看到很多的人，包括我自己在內，還是跟以前一樣，有些時候他們甚至更糟，他們一點都沒有改變，或者是他們並沒有變好。」

「為什麼會這樣呢，佛陀？人們來見您這樣一位偉大、全然覺悟、如此有力量又慈悲的人，您為什麼不用您的法力與慈悲，讓他們全都解脫呢？」

佛陀微笑著說：「年輕人啊！你住哪兒？你打哪兒來的啊？」

「佛陀，我住在舍衛城，就是這憍薩羅國的首府。」

「是啊，可是你的樣子看起來不像是舍衛城的人。你的故鄉在哪兒啊？」

「佛陀，我從一個叫王舍城的都市來的，是摩揭陀國的首府。我在幾年前來到舍衛城定居。」

「那你是不是斷絕了所有與王舍城的聯繫呢？」

「沒有，佛陀，我在那裡還有親友，而且也還有生意往來。」

「那麼你一定要時常往來舍衛城與王舍城之間了？」

「是的，佛陀，我一年要到王舍城好幾次，然後再回到舍衛城來。」

「既然你已經往返舍衛城與王舍城之間許多趟了，你應該很清楚這條路了吧？」

「是啊，佛陀，我非常清楚這條路，甚至可以說，即使蒙上我的眼睛，我一樣可以找到去王舍城的路，因為我已經不知走了多少次了。」

「那麼那些非常瞭解你的朋友，他們一定知道你來舍衛城，然後定居在此地吧？他們也一定知道你經常往返於王舍城，而且你也非常熟悉從這兒到王舍城的路吧？」

「是啊，佛陀，所有和我走得比較近的人都知道，我常去王舍城，而且也非常熟悉那條路。」

「那麼一定有人會來向你請教到王舍城的路，你會不會隱瞞一些不說，或是會解釋清楚呢？」

「有什麼好隱瞞的呢，佛陀？我會盡我所知告訴他們：你們要先往東走到波羅捺斯城，然後繼續往前走到菩提伽耶，然後就到了王舍城。我會非常明白地告訴他們，佛陀！」

「那麼你給了他們詳細的解釋之後，所有這些人是否都到達了王舍城呢？」

「那怎麼可能呢，佛陀？只有那些從頭到尾走完全程的人，才能到達王舍城。」

「這就是我想向你解釋的啊，年輕人！人們來見我，因為他們知道，我已經走過從此岸到涅盤的道路，所以對這條路線非常熟悉。他們來問我：『什麼是通往涅盤，通往解脫的道路』而我有什麼好隱瞞的呢？我很清楚地跟他們解釋：『就是這條路。』如果有人只是點點頭說：『說得好，說得好，真是一條正道』，可是一步也不踏上這條路；心裡想著『真是一條絕妙的正道啊，』可是不費勁去走完這條路。那麼這樣的人怎麼可能到達最終的目標呢？」

「我不會把人扛在我的肩上，帶他到最終的目標。沒有任何人能把人扛在肩上背到最終目標。基於愛與慈悲。他頂多會說：『就是這條路，我就是這樣走過來的，你也這樣做，也這樣走，你就能達最終的目標』。但是每一個人都得自己走，自己走這正道上的每一步路。如果你往前一步，你就接近目標一步：如果往前走一百步，就接近目標一百步；如果走完了全程，就到達了最終的目標。你得自己走這條路。」

類似的禪語還有歸宗智常禪師所說的：

「從上古德不是無知解，他高尚之士，不同常流。今時不能自成立，虛度時光。諸子！莫錯用心，無人替汝，亦無汝用心處。莫就他覓，從前只是依他解，發言皆滯。光不透脫，只為目前有物。」

意思是：過去的前輩修行人不是沒有知解，他們見地高超，不是一般人可以瞭解的。你們現在的人，不能以法為師、以自為光，虛度了寶貴的時光。不要錯用心！開悟這事，沒有人可以代替你，也沒有你可以用心的地方。不要從別人那裡尋求開悟，你如果把別人的話背得滾瓜爛熟，東西還是別人的，一旦要你用自己的話來說，你還不是口吃難言？大道就在眼前，之所以看不見眼前的光明，只是緣於你的眼睛被遮蔽了。

應無所住而生其心

此語出自《金剛經》。無所住即無所執著，就是說一個人在心理上應沒有什麼牽纏與掛礙。禪學認為執著是導致煩惱與痛苦的根源，一旦放下這種對人和事物的牽纏與掛礙，便可以熄滅煩惱，獲得內心安詳與寧靜。以這種心態去處理事物，就能使注意力專注於當前的活動，這便是生其心的意思。

正如明代蕅益大師在《金剛經破空論》中說：言無住者，不住有為相也；言生心者，生六度萬行心也。日本永平寺方丈北野畢生都在努力實踐「應無所住而生其心」：

他年輕時喜好雲遊四方。二十歲那年在行腳途中，遇到一位嗜煙的行人，兩人結伴爬過一條山路後，來到一株樹下休息，那位行人給了北野一袋煙，因為當時他非常饑餓，所以也就接受了。抽過煙後，北野稱讚煙味甚佳，於是，那人便送給他了一根煙管和一些煙草。

那人走後，北野想道：「這樣令人舒服的東西，也許會侵擾禪定，我應立即停止，以免積惡成習。」於是他便拋掉了煙草和煙具。

三年之後，他開始研究易經。時值冬季，他需要一些寒衣，便寫了一封信，託一位旅人帶給數百里外的一位老師。但冬季幾乎快過去了，他不但沒有得到寄來的衣服，而且連音信都沒有。好不容易熬過了冷酷嚴冬的北野，於是利用易經之理，占卜此事，卜出信並未送達。不久後，他的老師寄來了一封信，信裡果然沒有提到寒衣之事。

「如果我以易經去做如此準確的占卜工作，也許會毀了我的禪學課程。」北野對此又起了警惕之心。於是，他又丟了這個不可思議的易經之術。

到了二十八歲那年，北野愛上了書法和漢詩，對此兩者每日鑽研，日有進境，居然獲得了老師的讚賞。但北野想：「如果我不及時停止，我就要成為一位書法家或詩人而非禪師了，此非我願。」

從此，他不再舞文弄墨，習字賦詩，而是一心鑽研禪道，最後終於成了一代禪門大師。

著名的森田療法創始人森田正馬博士對精神活動的認識也是如此，他說：「我們的身體機能、精神現象，如川流不息，時時刻刻都在不斷變化流動……欲望和痛苦是按時間的四維，不斷地變化、流動、消長、出沒，決不可對其拘泥、固執和保留。」

如果從精神分析角度看，「應無所住」類似於「均勻懸浮注意」，都要求不把自己的注意力專門集中在任何事情上，總是平靜地、專注地、非評判性地傾聽和觀察所有材料；把每次遇到或頭腦中出現的念頭都當作新的開始，不帶有任何的記憶和期待，暫時擱置先前的看法、感受和情緒。這也是禪修中的「正念」、「觀照」的精髓，讓我們學會「如其所是」地「看」。

精神官能症患者不明此理，往往把注意力單純地固著於某一方面，進而引起「注意力狹窄」。例如，軀體形式障礙者由於過於把注意力放在軀體上，導致內臟感覺過度敏感，容易把正常的軀體感覺當成了疾病的信號；社交恐懼症患者由於在與人交往時把注意力過多放在自己的臉紅、手抖等症狀上，導致忽略了自己要表達的內容。這種「注意力狹窄」有如《列子》中的一則故事所說：

從前齊國有一個人想錢想瘋了，他走進銀樓，抓了一把金子就跑，很快就被聞訊而來的捕快逮住了。

人們問他：「光天化日之下，眾目睽睽，你怎麼敢公然搶金子呢？」

他理直氣壯地說：「我在搶金子的時候，眼中只看見金子閃閃發亮，哪裡還看得見人呢？」

是的，眼睛被貪婪遮住了，除了金子，什麼也看不見。

「應無所住而生其心」的原則對這類問題的治療具有非常重要的意義。只要你不把注意力集中指向或固著於某一症狀、某一感覺、某一念頭，那麼這種症狀、感覺、念頭不但不會得到強化，而且會逐漸消退。用森田療法的術語來講，這就是「忍受症狀、為所當為」。

類似禪語還有大浪和尚說的：隨流始得妙，倚岸卻成迷。隨流始得妙，即是任運、逍遙、自在，沒有自己的主觀意志；倚岸卻成迷，即是執著、繫縛、緊張，我執巨大如山。

迷人口說，智者心行

此語出自《六祖壇經》。意思是：沒有認識真理的人雖然懂得很多有關真理的知識，卻只是嘴上說說而已；有智慧的人則默默修行，外表看來如愚如魯。這與《道德經》裡「上士聞道，勤而行之；中士聞道，若存若亡；下士聞道，大笑之」一致。

許多精神官能症者為了擺脫痛苦，很頻繁地看醫生。當醫生問他：「上次給您的資料看了嗎？」、「給您的作業做了嗎？」、「每天做了多少運動呢？」但經常會發現患者把醫生的話當耳邊風了，啥也沒做。有些精神官能症患者在就診時反覆問醫生問題，醫生也耐心解答數次，在臨近就診結束時，他還會問：「醫生，我到底該怎麼做呢？」這些患者就是「迷人」，所以煩惱也多。另一些患者在聽了醫生的話後說：「醫生，我明白了，謝謝你，我會按你說的做的。」下次複診時他們主動向醫生報告自己實踐的心得，這些就是「智者」，當然治療效果也往往比較好。下面舉一則故事來說明「迷人口說，智者心行」：

兩個人同行在黑暗的森林，因不知出路而徘徊終宵。

忽然天空畫過一道明亮耀眼的電光，照徹天地。

一人抬頭看那絢爛的奇景，忍不住讚歎：「啊！多美麗的閃電！紫光、藍光、青光交織而成的異象，只有偉大的造物主才能創造這般美景啊！」他癡迷地看著，忘記了仍在黑漆漆的森林裡找不到出路。

另一人趁閃光照亮之際，看清楚了森林曲折的路徑，他綻放開心的笑容：「我知道如何走出去了！」

無念為宗，無相為體，無住為本

此語出自《六祖壇經》。慧能「自然悟道」思想的基本內涵是其「三無」主張，即「無念為宗，無相為體，無住為本」，他說：「我此法門，從上已來，頓漸皆立無念為宗，無相為體，無住為本。何名無相？無相者，於相而離相；無念者，於念而不念；無住者，為人本性，念念不住，前念、今念、後念，念念相續，無有斷絕；若一念斷絕，法身即離色身。念念時中，於一切法上無住，一念若住，念念即住，名繫縛；於一切上，念念不住，即無縛也。此是以無住為本。」

「無念」指無妄念，即任心自運，不受外物影響，而不是百物不思，萬念盡除，因為如果一心想著「排除雜念」，想著成佛，同樣是有所執著，有執著就會把虛妄當真實，引起煩惱不安。所謂「無念為宗」，就是「於念而不念」，也就是以人們當下之心念為宗，強調活潑的生命不要被外來煩惱束縛，正所謂「若問無心法，蓮花隔淤泥」。

「無相」，就是心不執著於外境，「於相而離相」。「凡所有相，皆是虛妄」（《金剛經》），大千世界是虛幻的，看世界不要拘泥於外相，但如果非要把「相」看作一無所有，心中則又多了「清除有相」的念頭，心靈又被「相」包圍了。

「無住」之「住」，是「執著」之意。慧能認為，大千世界是虛幻不實、瞬息萬變的，因此人不能執著於外物，否則就是「物執」；同時，人心也是變動不居的，不可用主觀成見來看世界，否則就是「我執」。「無住為本」即是說，人之本性體現在人們當下的心念之中，它是念念相續不絕，而又於一切法上無住的。丹霞子淳禪師所說的「寶月流輝，澄潭布影，水無蘸月之心，月無分照之意」即是此意。

在「無念」、「無相」、「無住」三者之中，又以「無念」為根本要義。因為，從心理活動物件看，念是人心之性，相是心動之形，住是心動之態。念是心動的根據，相、住是心動之念的表現形式。有念則必有相有住，有相和有住必因有念而起。如能做到無念，則無相、無住自然而成。因此，無念為宗，是綱；無相為體，無住為本，是目，綱舉目張。「無念」是心體狀態的總概況，無相、無住則是從表現形式上對「無念」狀態的另一層說明，也是對心體活動狀態的具體說明。

圍繞著「無念」這一頓悟的核心思想，歷代的禪師創立了許多管理「念頭」的方法，例如：

㈠ 牧牛

《佛遺教經》提出：「譬如牧牛，執杖視之，不令縱逸，犯人苗稼。」大安禪師說：「我在溈山住了三十年，吃溈山飯，拉溈山屎，可就是不學溈山禪，只是看管一頭水牛而已。這頭水牛如果跑到草叢去了，就把牠拉回大路。如果跑到別人的田地上踩踏苗稼，就鞭打馴服牠。久而久之，這頭水牛就聽得懂人話了，如今變成一頭露地白牛，常常在眼前安分守己，全身發出明亮的光澤，趕也趕不走！」

㈡ 馴狂象

《涅槃經》提出：「人心輕躁動轉，難以把捉調服。它馳騁奔逸，像一頭大惡象」；「好比惡象，狂癡暴惡，殺氣騰騰。有位調象師，用大鐵鉤鉤住牠的頸部，狂象立刻就被馴服。一切眾生也是這樣。」王維在《秋夜對雨》中也提出「白法調狂象」。白法是指一切善法，也就是對治貪、嗔、癡三毒的三學戒定慧。

㈢ 鎖心猿

《心地觀經》提出：「心如猿猴，遊五慾樹」。意謂心逐境起，如猿猴之攀樹。意念流注不息，一味追逐外境，猶如賓士之馬，故又稱「意馬」。

「心猿意馬」是成道的大障礙，心猿擾擾，意馬喧喧，放縱著貪、嗔、癡三毒，執著人我相，使人障礙了自性的光明。如果束縛住心猿意馬，就不會逐境而生貪求之心，從而使

「意馬已成於寶馬，心牛頓作於白牛」。此時心性調柔，縱是萬境現前，是非蜂起，也毫不動搖。正如道潛禪師所說：「心猿意馬就羈束，肯逐萬境爭驅馳？」

㈣ 防六賊

《涅槃經》說：「六大賊者，即外六塵……何以故？能劫一切諸善法故。」「六賊」是指「六塵」。六根猶如惡奴，容易引賊入室。眾生沒有智慧，處無明黑暗之中，色、聲等六種塵境常會趁無明黑暗，依六根為媒介，如眼根貪色、耳根貪聲等，來劫諸善法。因此，為了防止這種情形，必須防護六根，使之不起貪慾。正如妙普禪師告誡道：「學道猶如守禁城，晝防六賊夜惺惺；中軍主將能行令，不動干戈致太平。」

上述種種方法的核心思想是一致的，就是要人學會「於念而無念」、「於相而離相」、「念念不住」。從現代心理學中「正念」治療的理念來看，「無念、無相、無住」可以說是精神官能症治療的總綱。

類似禪語還有：

「無邊剎境，自他不隔於毫端；十世古今，始終不移於當念。」

意思是：無邊無際的世界，最遠與最近的地方，其實連一根細毛的距離都沒有；無始無終的時間，其實都在當下這一念。

不異舊時人，只異舊時行履處

此為百丈懷海的禪語。完整的句子是：「未悟未解時名貪嗔，悟了喚作佛慧。故云：不異舊時人，只異舊時行履處。」意思是說：還沒有開悟、認清自己的本來面目之前，人們將來去不受控制的念頭稱之為貪、嗔；開悟以後，知道這些念頭不過是佛性的顯現，無善也無惡，不需要以貪、嗔的名詞來污染，這樣的明白就是佛的智慧。所以說，開悟以後，並沒有變成另一個人，只是不再重複過去的陳腐行為而已。正如下面這則故事所說：

古時有一位婦女，容易為一些瑣碎的小事生氣。她也知道這樣不好，便去求一位高僧為自己談禪，開闊心胸。

高僧聽了她的講述，一言不發地把她領到禪房中，鎖門而去。婦人氣得跺腳大罵。罵了許久，高僧也不理會。婦人又開始哀求，高僧仍置若罔聞。婦人終於沉默了。高僧來到門外，問她：「妳還生氣嗎？」

婦人說：「我只為我自己生氣，我怎麼會到這地方來受這份罪。」

「連自己都不原諒的人，怎麼能心如止水？」高僧拂袖而去。

過了一會，高僧又問她：「還生氣嗎？」

「不生氣了。」婦人說。

「為什麼？」

「氣也沒有辦法呀。」

「妳的氣並未消逝，還壓在心裡，爆發後將會更加劇烈。」高僧又離開了。

高僧第三次來到門前，婦人告訴他：「我不生氣了，因為不值得氣。」

「還知道值不值得，可見心中還在衡量，還是有氣根。」高僧笑道。

當高僧的身影迎著夕陽立在門外時，婦人問高僧：「什麼是氣？」

高僧將手中的茶水傾灑於地。婦人看了很久，突然間恍然大悟，於是叩頭謝過大師後離去了。

經常有精神官能症患者來諮詢：「我很容易被小事情惹火，脾氣很大，連我自己都被嚇到了！該怎麼消除我的脾氣呢？」許多心理學工作者往往會建議他：「人都有情緒，只要發脾氣時選擇無害的方式就好了，例如寧可捧枕頭而不要把拳頭打在別人臉上。脾氣不可壓抑，否則會造成未來更劇烈的問題。」

也有部分人會說：「憤怒是一種巨大的力量，當人憤怒時，他會發現別人害怕他、對他讓步，這是他找到的一種證明自己的尊嚴的方式，或控制他人的手段。」其實，這是力量的誤用，也是自卑的另一種表現形式。真正的強者應該是有許多選擇的人。正如下面這則故事所說：

喬．路易是美國偉大的拳王，他在拳擊場上擊倒過許多高手，在臺下卻極為謙遜，從不用拳頭打人。有一次他跟朋友騎車外出辦事，在路上，被一輛貨車撞了一下，貨車司機不認識喬．路易，跳下車來把兩人臭罵一頓。等司機揚長而去，朋友說：「這傢伙毫不講理亂罵人，你為什麼不出拳把他好好修理一頓？」喬．路易幽默地回答：「老兄，我請問你，如果有人侮辱了歌王卡洛斯，他是否會為對方高歌一曲呢？」

儘管心理學工作者勸人抒發情緒，以不傷害他人為原則，算是較佳的處理手段，細究起來卻也是一種力量的浪費。

從禪學的觀點看，讓你憤怒的龐大力量來自佛性，誤用這股力量會使你變成憤怒的獅子，用對了可以讓神智異常清醒敏銳，甚至直入悟境。因此，禪家強調，當情緒生起時，你所要做的，只是冷靜地看著情緒的生起，清醒地看著它如何變化和消退。

但願空諸所有，慎勿實諸所無

此為龐蘊居士的禪語。完整的句子是：「但願空諸所有，慎勿實諸所無，好住世間，皆如影響。」意思是說：希望世間人呀，能把自以為實有的執著空掉，千萬不要把本來空無的視為實有。這個世界，就像影子一樣虛幻，像聲響一般剎那就消失了，沒有什麼可貪取的。

精神官能症患者之所以痛苦，即是被自己頭腦中虛構出來的煩惱與痛苦牢牢束縛，困在無中生有的認知模式中出不來。他們的境況有如下面故事中這個行人的遭遇：

有一個人在沙漠旅行，他又饑又渴，半昏半醒之際，他來到一株如意樹下，倒在地上動彈不得。這株如意樹可以讓樹下的人有任何的念頭都可以立刻心想事成。而他並不知道。

他心想：「要是現在能有一個紅西瓜剖開來吃，該有多棒！」

才一動念，眼前就出現一個大西瓜，他驚喜萬分，三兩下把西瓜掏盡吃光了！

這時，他又想：「如果現在能夠來一個海鮮總匯披薩再加上一碗玉米濃湯，該有多好！」

才一動念，眼前果然出現香味濃烈的食物，他三兩下狼吞虎嚥完畢。

這時，他不渴不餓了，腦筋也恢復清醒了，他心想：「這是怎麼回事？怎麼，我一動念頭，東西就出現了！這是一場夢，還是魔鬼在作祟？」

才一動念，淒厲恐怖的魔鬼形像立刻在四周出現……

他心想：「完了，完了！魔鬼會殺死我……」

才一動念，他果然撲倒在地，一命嗚呼哀哉了。

這一切都是人們「實諸所無」，不能安分於當下之境的下場。如果做到「空諸所有」，就能達到自在解脫之境了。基督教聖者十字若望的觀點與此一致，說：「不想享受一切，而享受了一切；不想占有一切，而占有了一切；不想成就一切，而成就了一切；不想知道一切，而知道了一切。」

不時會遇到一些來就診的精神官能症患者，他們找醫生的目的似乎不是來做治療的，而是來參加辯論的。如果醫生告訴「失眠恐懼」者要限制在床上的時間，要參加適當的運動和勞動等等。他往往會反駁：我以前性格開朗，身體也好，就是這「失眠」把我折磨成這樣子，我只有能睡好才能恢復以前的生活……就這樣，他們打死不肯放下自己錯誤的觀念，結果久久解決不了自己的痛苦。

因此，精神官能症者要想擺脫痛苦，首先要把原先的想法放下，實踐「但願空諸所有，慎勿實諸所無」。正如尼采所說：「誰要是不懂得把他的思想擱置起來，那麼就不應該捲入激動的爭吵中。」下面這則故事也表達了這一思想：

弟子前去拜見禪師，問道：「師父，為什麼我覺得自己這些年來總是進境緩慢，難以突破？」

禪師笑著說：「我來給你倒杯水喝吧！」於是就拿起桌子上的茶壺，往杯子裡倒水。水很快滿了，但禪師卻仍不罷手，依舊往杯裡注水。

弟子提醒他：「杯子裡的水已經注滿了。」禪師意味深長地對弟子說：「再倒一些吧，說不定還能更多一些呢！」

弟子笑著說：「杯子已經滿了，您再怎麼倒也不能增加杯裡的水。」

禪師歎道：「說得有道理呀！其實不僅倒水如此，學業進境又何嘗不是如此呢？」

弟子聽了心頭一震，自言自語地說道：「是啊！人生也是這樣的道理，心裡裝的東西太多了，自然就裝不進其他的了！」

禪師看他有所醒悟，便笑著說：「是啊！很多人只想著往心裡裝更多的東西，以為這樣就可以得到更多的東西。但是他們越是這樣想，就越不能得到，因為他們的心已經滿了，怎麼能裝進去東西呢？倘若心中的那只杯子裝滿了雜念，我們就會陷入精神上的老化，變得無法接受新事物，無法更新我們的所思所悟。學業的進境更是如此，知識的發展日新月異，如果我們不時常清理固有的思維，接受新觀點，那麼必然會難以突破本來的自我。」

類似禪語還有大慧宗杲的：

但得本，莫愁末。空卻此心是本，既得本，則種種語言、種種智慧，日用應物隨緣，七顛八倒，或喜或怒，或好或惡，或順或逆，皆末也。於隨緣處能自覺知，則無少無剩。

意思是：只要能夠掌握到根本重心，就不需憂慮那些枝微末節。什麼是根本重心？就是證得空性。如此一來，生活中的枝微末節就可以隨他去了，什麼悲呀怒呀、好呀壞呀，還是各種應對進退，都大可以放牛吃草去，與自己毫不相關。只要記住，不論你在做什麼，只要自知自覺，清醒分明，就行了。

無心道易尋

此為龍牙居遁禪師的禪語。完整的句子是：「尋牛須訪跡，學道訪無心，跡在牛還在，無心道易尋。」意思是說：找牛要先從牛的足跡找起，學道要先從無心學起；找到了牛的足跡就一定會找到牛，學到了無心就容易學到道了。

這裡說的「無心」，並非指土木瓦石一般無知，而是指在面對各境界、各種因緣時，心中凝然不動，雖然靈活應對，卻不取著諸法為實有，外境空空蕩蕩，內心也無障無礙，沒有可以被污染的，也不執著於「沒有可以被污染的」，看自己的身心，如夢如幻，卻也不執著於「如夢如幻」。正如大慧宗杲所說：「所謂無心者，非如土木瓦石頑然無知，謂觸境遇緣，心定不動，不取著諸法，一切處蕩然，無障無礙，無所染污，亦不住在無污染處。觀身如幻，亦不住在夢幻虛無之境。」

簡單地說，「無心」並不是不能做任何事的狀況；而是行動上是做，心態上沒有

「做」。換句話說，即是沒有能做的人，沒有所做的事，可是事情完成了。

許多精神官能症者的痛苦往往來源於太「有心」，他們放不下軀體的症狀，放不下頭腦中的念頭，放不下「我」的面子……正如下面洪川寫字這則故事所說：

日本京都黃檗寺，小門上有「第一義諦」四字。

據說，洪川寫字時，弟子在旁磨墨。

洪川寫了第一幅，弟子坦率說：「這幅寫得不好！」

洪川又寫了一幅。

弟子坦率說：「不行，比前一幅還差！」

洪川耐著性子一口氣寫了八十四幅「第一義諦」，這位可敬的弟子仍然沒有點頭。

最後，在弟子走去如廁的片刻，洪川心想：「這下可以避開他那銳利的眼光了！」

於是在心無掛礙的情況下，一揮而就。

「神品！」

弟子如廁回來，不由大大讚歎！

這即是有心與無心的差異，值得社交焦慮者好好學習。

直心是道場

此為維摩居士的禪語。直心即是誠實心，正直無彎曲。佛陀說：「捨曲之心，與道相違，是故宜應質直其心。」告誡我們：做人處世，應秉持正直，誠實的心念；不能自欺欺人，心懷不軌；須時時刻刻誠正信實，並且終身保持「此心即道場」的意念，知此才得入如來室，學如來行。下面這則例子正是「直心是道場」的詮釋：

石梯和尚有一天看到他那寶貝侍者托缽要去齋堂，就把他叫住了，問他要去哪裡。

侍者說：「要去齋堂吃飯。」

石梯說：「我怎麼會不知道你要去齋堂吃飯。」

侍者說：「不然你要我說什麼呢？」

石梯說：「我正是要問你本分事。」

侍者說：「如果你要問我本分事，那麼，我真的是要去齋堂吃飯。」

石梯大大讚美他：「你真不愧是我的侍者。」

石梯和尚問侍者：「你要去哪裡？」其實是問：「你的心要去哪裡？」侍者不知道是沒聽出來呢，還是裝糊塗，或許是智珠在握吧，答：「上堂吃齋。」石梯說：「我不是問你這個，我是問本分事。」然而侍者仍然說：「如果問的是本分事，那我真的是要去齋堂吃飯。」下面這則故事也表達了「直心是道場」這一思想：

有人認為海明威的小說《老人與海》寓意深遠，而向他請教：「請問您小說裡的老人象徵什麼？海象徵什麼？馬林魚又象徵什麼？」海明威回答說：「老人就是老人，海就是海，馬林魚就是馬林魚。」

多麼乾淨、俐落、清爽的答案！其實，我們的「直心」就是這樣觀照事物的。只是在成長過程中，我們那見多識廣的「識心」已經被矇蔽、取代了「直心」。難怪老子大聲疾呼：「大道廢，有仁義；智慧出，有大偽」；「絕聖棄智，民利百倍；絕仁棄義，民復孝慈；絕巧棄利，盜賊無有。」

精神官能症患者的痛苦正是由於喪失「直心」，他們整天戴著各種面具，用現代心理學的話說就是過度使用各種有害的防禦機制。要想減輕心理衝突就必須打破堅固的外殼，顯示出「直心」來。正如下面這則故事所說：

一個苦惱的人向大師請教：「人類的劣根性令我悲傷，我該怎麼做才能原諒別人的罪惡呢？」

大師溫和地看著他，良久才說：「孩子！如果你從來不曾判決別的人是非、對錯、美醜、善惡，你又何必浪費力氣去原諒別人呢？」

過了一會兒，大師補充說：「你可能不知道，我從來不去原諒別人。」

類似的禪語還有六祖慧能提出的：

「心平何勞持戒？行直何用修禪？恩則孝養父母，義則上下相憐，讓則尊卑和睦，忍則眾惡無喧。若能鑽木出火，淤泥定生紅蓮。苦口的是良藥，逆耳必是忠言。改過必生智慧，護短心內非賢。日用常行饒益，成道非由施錢。菩提只向心覓，何勞向外求玄。聽說依此修行，天堂只在目前。」

臨濟義玄禪師說：

「佛法無用功處，只是平常無事，著衣吃飯，屙屎送尿，睏來即臥。愚人笑我，智乃知焉。」

懶殘明瓚和尚云：

「直心無散亂，他事不須斷。過去已過去，未來猶莫算。兀然無事坐，何曾有人喚。向外覓功夫，總是癡頑漢。糧不蓄一粒，逢飯但知吃。世間多事人，相趁渾不及。我不樂生天，亦不愛福田。饑來吃飯，睏來即眠。愚人笑我，智乃知焉。」

春來草自青

「春來草自青」是禪宗中很有名的一句話，《五燈會元》就記載了很多禪師曾經說過這句話。例如，有僧人問池州的魯祖山教禪師：「如何是學人著力處？」禪師這樣回答：「春來草自青，月上已天明。」懶殘明瓚和尚云：「世事悠悠，不如山丘。青松蔽日，碧澗長流。山雲當幕，夜月為勾。臥藤蘿下，塊石枕頭。不朝天子，豈羨王侯。生死無慮，更復何憂。歲月無形，我常只寧。萬法皆爾，本自無生。兀然無事坐，春來草青青。」

這句禪語強調了自然萬事自生自滅，周而復始的規律。小草總會綠的，幸福總會來的。扳著手指，使勁地數，它也不會早來一秒鐘，揠苗助長更是愚蠢幼稚。不要用一場雨、一陣風、一段泥濘、一些荊棘、一個困難、一種災難來否認春天，否認幸福。幸福有時會遲到，但從來都不會毀約。春天總是會來到，幸福總是會敲門，用一顆從容的心去生活，人生也會變得從容。正如蘇東坡的《定風波》所說：

莫聽穿林打葉聲，何妨吟嘯且徐行。竹杖芒鞋輕勝馬，誰怕？一蓑煙雨任平生。料峭春風吹酒醒，微冷，山頭斜照卻相迎。回首向來蕭瑟處，歸去，也無風雨也無晴。

精神官能症患者由於不明白這個道理，總感覺生活痛苦，經常抱有這樣的想法：「等我賺得再多一些……」、「萬一失敗了就……」、「如果晚上睡不好明天就……」

用心理學家森田正馬博士的話來說，「春來草自青」就是「順其自然」。森田認為，當症狀出現時，越想努力克服，就會使自己內心衝突越重，苦惱更甚，症狀就越頑固。症狀出現時，要對其採取不在乎的態度。順應自然，既來之則安之。接受症狀，不把其視為特殊問題，以平常心對待，就會好轉。對於由不得自己的事情，即使著急也無濟於事，只能面對現實接受現實。就像天氣一樣，不管其好壞，都應該任其自然，堅持去做自己能做的事。

需要注意的是，無論是「春來草自青」，還是「順其自然」，都不是教患者放任自流，無所作為，而是要求患者一方面對自己的症狀和情緒自然接受，另一方面靠自身努力帶著症狀，去做自己應該做的事，症狀漸漸會被忘記。

好雪片片，不落別處

此為龐蘊居士的禪語。

有一天，龐蘊去拜訪藥山惟儼，臨走時，藥山要十位禪客送行。當時雪花紛紛飄下，龐蘊走到門口，就指著落雪說：「好雪片片，不落別處。」其中有位全禪客問說：「落在什麼地方？」龐蘊立刻給他一掌，全禪客說：「你怎麼亂打人？」龐蘊說：「你這樣也叫禪客嗎？閻王老子可不會輕易放過你！」全禪客說：「你幹嘛這麼說？」龐蘊歎氣說：「唉！大道就在身邊，可是你眼睛雖然明亮卻像瞎子一樣看不見，嘴巴雖然會講話可是吐出來的都是噪音。」

每一片雪花都是最好最美麗的，在那白茫茫乾淨的大地上，每一片雪花都落在最恰當的所在。同理，我們不必問人生際遇的窮通禍福，不必問戀愛是否酸甜苦辣，任何一個事物，都是最好的事件。下面這則故事也表達了這一意思：

崔相公走入寺院時，恰好看到雀鳥拉了糞在佛像頭頂上，就乘機問東寺如會禪師：「鳥兒有沒有佛性呢？」

如會禪師回答：「有。」

崔相公又問：「那麼為什麼卻在佛頭上拉屎？」

如會禪師說：「難道要鳥兒把屎拉在老鷹頭上嗎？」

鳥兒不覺得它在「佛」頭上「拉屎」，是崔相公才有這個分別心、概念的執著。對鳥兒來說，牠不過是做牠應做的事，該把屎放下的時候就放下了，不像許多人該放下時不放下，結果患了嚴重的「心理便祕」，出現失眠、強迫、焦慮、抑鬱等障礙。

精神官能症者就像文中的「全禪客」和「崔相公」，由於存在分別心和缺乏享受當下的能力，所以總是覺得憂心忡忡，焦慮不安。下面這則故事中的老太婆也是這樣的角色：

某位禪師路過某地，向一個老太婆討杯茶水解渴。他看老太婆愁眉苦臉的，就好奇地問她原因。

原來老太婆有兩個女兒，大女兒嫁給了一個賣雨傘的，二女兒嫁給了一個賣麵條的。

老太婆說：「天晴時，我擔心賣雨傘的女兒沒生意，下雨時，又擔心賣麵條的女兒無法曬麵條。不管好天氣、壞天氣，我都煩惱，你說我怎麼不憂愁呢？」

禪師聽了，說：「老婆婆，妳何不換個想法？當天晴時，就想到二女兒家的麵條有太陽可曬；下雨時，就想到大女兒家的雨傘能賣出去。這樣，妳就能天天快樂。」

催眠大師廖閱鵬寫的《一切都是最好安排》可謂是「好雪片片，不落別處」最好的注解：

從前有一個國家，地不大，人不多，人民過著悠閒快樂的生活，因為他們有一位不喜歡做事的國王和一位不喜歡做官的宰相。

國王沒有什麼不良嗜好，除了打獵以外，最喜歡與宰相微服私訪民隱。宰相除了處理國務以外，就是陪著國王下鄉巡視，如果是他一個人的話，他最喜歡研究宇宙人生的真理，他最常掛在嘴邊的一句話就是「一切都是最好的安排」。

有一次，國王與高采烈又到大草原打獵，隨從們帶著數十條獵犬，氣勢浩蕩。國王的身體保養得非常好，筋骨結實，而且肌膚泛光，看起來就有一國之君的氣派。隨從看見國王騎在馬上，威風凜凜地追逐一頭花豹，都不禁讚歎國王威武過人！

花豹奮力逃命，國王緊追不捨，一直追到花豹的速度減慢時，國王才從容不迫彎弓搭箭，瞄準花豹，嗖的一聲，利箭像閃電似的，一眨眼就飛過草原，不偏不倚鑽入花豹的頸子，花豹慘嘶一聲，僕倒在地。

國王很開心，他眼看花豹躺在地上許久都毫無動靜，一時失去戒心，居然在隨從尚未趕上時，就下馬檢視花豹。

誰想到，花豹就是在等待這一瞬間，使出最後的力氣突然跳起來向國王撲過來。國王一愣，看見花豹張開血盆大口咬來，他下意識地閃了一下，心想：「完了！」還好，隨從及時趕上，立刻發箭射入花豹的咽喉，國王覺得小指一涼，花豹不吭聲跌在地上，這次真的死了。

隨從忐忑不安走上來詢問國王是否無恙，國王看看手，小指頭被花豹咬掉小半截，血流不止，隨行的御醫立刻上前包紮。雖然傷勢不算嚴重，但國王的興致被破壞光了，本來國王還想找人來責罵一番，可是想想這次只怪自己冒失，還能怪誰？所以悶不吭聲，大夥兒就黯然回宮去了。

回宮以後，國王越想越不痛快，找了宰相來飲酒解愁。

宰相知道了這事後，一邊舉酒敬國王，一邊微笑說：「大王啊！少了一小塊肉總比少了一條命來得好吧！想開一點，一切都是最好的安排！」

國王一聽，悶了半天的不快終於找到宣洩的機會。他凝視宰相說：「嘿！你真是大膽！你真的認為一切都是最好的安排嗎？」

宰相發覺國王十分憤怒，卻也毫不在意地說：「大王，真的，如果我們能夠超越『我執』，確確實實，一切都是最好的安排！」

國王說：「如果寡人把你關進監獄，這也是最好的安排？」

宰相微笑說：「如果是這樣，我也深信這是最好的安排。」

國王說：「如果寡人吩咐侍衛把你拖出去砍了，這也是最好的安排？」

宰相依然微笑，彷彿國王在說一件與他毫不相干的事。「如果是這樣，我也深信這是最好的安排。」

國王勃然大怒，大手用力一拍，兩名侍衛立刻近前，他們聽見國王說：「你們馬上把宰相拉出去斬了！」

侍衛愣住，一時不知如何反應。

國王說：「還不快點，等什麼？」

侍衛如夢初醒，上前架起宰相，就往門外走去。

國王忽然有點後悔，他大叫一聲說：「慢著，先抓去關起來！」

宰相回頭對他一笑，說：「這也是最好的安排！」

國王大手一揮，兩名侍衛架著宰相走出去了。

過了一個月，國王養好傷，打算像以前一樣找宰相一塊兒微服私巡，可是想到是自己親口把他關入監獄裡，一時也放不下身段釋放宰相，歎了口氣，就自己獨自出遊了。

走著走著，來到一處偏遠的山林，忽然從山上衝下一隊臉上塗著紅黃油彩的蠻人，三兩下就把他五花大綁，帶回高山上。

國王這時聯想到今天正是滿月，這一帶有一支原始部落每逢月圓之日就會下山尋找祭祀滿月女神的祭品。

他唉歎一聲，這下子真的是沒救了。心裡很想跟蠻人說：我乃這裡的國王，放了我，我就賞賜你們金山銀海！可是嘴巴被破布塞住，連話都說不出口。

當他看見自己被帶到一口比人還高的大鍋爐，柴火正熊熊燃燒，更是臉色慘白。

大祭司現身，當眾脫光國王的衣服，露出他細皮嫩肉的龍體，大祭司嘖嘖稱奇，想不到現在還能找到這麼完美無瑕的祭品！

原來，今天要祭祀的滿月女神，正是「完美」的象徵，所以，祭祀的祭品醜一點、黑一點、矮一點都沒有關係，就是不能殘缺。

就在這時，大祭司終於發現國王的左手小指頭少了小半截，他忍不住咬牙切齒咒罵了半天，忍痛下令說：「把這個廢物趕走，另外再找一個！」

脫困的國王大喜若狂，飛奔回宮，立刻叫人釋放宰相，在御花園設宴，為自己保住一命、也為宰相重獲自由而慶祝。

國王一邊向宰相敬酒說：「愛卿啊！你說的真是一點也不錯，果然，一切都是最好的安排！如果不是被花豹咬一口，今天連命都沒了。」

宰相回敬國王，微笑說：「賀喜大王對人生的體驗又更上一層樓了。」

過了一會兒，國王忽然問宰相說：「寡人救回一命，固然是『一切都是最好的安排』，可是你無緣無故在監獄裡蹲了一個月，這又怎麼說呢？」

宰相慢條斯理喝下一口酒，才說：「大王！您將我關在監獄裡，確實也是最好的安排啊！」

他饒富深意看了國王一眼，舉杯說：「您想想看，如果我不是在監獄裡，那麼陪伴您微服私巡的人，不是我，還會有誰呢？等到蠻人發現國王不適合拿來祭祀滿月女神時，那麼，誰會被丟進大鍋爐中烹煮呢？不是我，還會有誰呢？所以，我要為大王將我關進監獄而向您敬酒，您也救了我一命啊！」

國王忍不住哈哈大笑，朗聲說：「乾杯吧！果然沒錯，一切都是最好的安排！」

類似禪語還有黃檗無念禪師的：

「在我眼中，每個人都好得不得了，該富貴的人富貴，該貧賤的人貧賤，冷了就穿衣，熱了就乘涼，每個人都非常自在啊！」

如人飲水，冷暖自知

這是禪宗中很有名的一句話。唐代裴休在《黃蘗山斷際禪師傳心法要》中說：「如人飲水，冷暖自知，某甲在五祖會中，枉用三十年工夫。」強調了實踐的重要性。因為人生是一個發現自己、實現自己、超越自己的過程，任何人都取代不了「我」。一切事情必須由「我」去做。無論別人如何描述，都不如自己去體驗來得深刻。故心理治療家弗洛姆提出：「病人需要某種體驗，而不是某種解釋。」下面這則故事也反應了這一思想：

一天，宗杲禪師令道謙禪師前往長沙送信給張紫岩居士。道謙禪師很不願意去，心想：「我參禪二十年，沒有入門處。更要作此行，道業必定荒廢。」於是不想前去。

他的友人宗元禪師聽說之後，叱責他說：「不可以在路上參禪嗎？去，我與你一起去。」道謙禪師不得已，只好前往長沙。

在途中，道謙禪師流著眼淚，告訴宗元禪師說：「我一生參禪，沒有特別得力的地方。現在又途路奔波，如何得相應的地方？」宗元禪師說：「我可以和你一起去。途中可替的事，我盡替你。只有五件事替你不得，你須自家去承當。」道謙禪師便問：「五件什麼事？願聞其要。」

宗元禪師道：「著衣、吃飯、拉屎、放尿、馱個死屍路上行。」道謙禪師一聽，言下大悟，不禁高興得手舞足蹈。

健康人的人生狀態是一個「做」的過程，而不是一個「想」或「等」的過程。精神官能症者往往與此相反，是一種「想」或「等」的人，他們要麼眼高手低、自高自大，要麼是顧影自憐、自怨自艾，他們不屑於、不敢於嘗試，結果機遇來了也不會抓住。

「如人飲水，冷暖自知」頗似心理學家森田正馬博士提出的「忍受痛苦，為所當為」原則，要求人們去積極地體驗生活。神經症患者常常採取逃避痛苦的態度。如因有頭痛感而不去工作，因害怕疾病而不外出，因赤面恐怖而避開人群。當實在逃避不開時就儘量敷衍。這種逃避的態度永遠不可能適應現實生活。要想改變，就必須做到無論多麼痛苦，都應該忍受著痛苦投入到實際生活中去，做應該做的事情，這樣就可以在不知不覺中得到改善。如對人恐怖者要忍著發抖的恐懼心堅持與他人接觸。不跳入水中當然永遠也學不會游泳。如果不忍受痛苦，不堅持去做自己應該做的事情和從事積極、有效、建設性的活動，症狀就永遠不可能改善。只有當患者把原來集中於自身的精神能量投向外部世界，在行動中體驗到自信與成功的喜悅，症狀才會慢慢淡化直到消失。

祖心禪師也有類似的觀點，曰：「說食豈可飽人」。精神官能症者如果不去實踐，就如同生病者背著藥箱，病體不但不可能自行治癒，還會白白浪費一箱好藥材。

心無掛礙，無掛礙故，無有恐怖

此語出自《心經》。意思是：心中沒有了掛礙的人，就沒有了執著，也就像一個在空中運動的人，不論他抬起右手、放下左腳、快走、慢跑、前進、後退……對他而言，統統沒有任何的障礙，心中安然，隨處自在，當然也不會有恐懼、焦慮了。下面這則故事說的就是這種情況：

當年，佛陀在陀婆闍梨迦林行走時，牧牛人、牧羊人、樵夫都勸他：「不要再往前走了！前面有一個惡賊央掘魔，已經殺了九百九十九人了，他現在拿著刀埋伏在前面，他以為再殺一個人湊滿一千，就可以升天了。」

佛陀說：「我心裡已經不知道什麼是恐懼了！」然後繼續向前走。

央掘魔遠遠看見佛陀走近了，他從沒見過這麼安祥自在的人，臉上又充滿莊嚴的光彩，他忽然覺得內心的殺意沒了，這是一種前所未有的感覺。

他忍不住對佛陀說：「喂！出家人！不要再往前走了。」

佛陀繼續向前走。

央掘魔開始著急了，他大叫：「停止！停止！不要再往前走了！」

佛陀繼續向前走，並且邊走邊說：「我（的心）早就停止了！是你（的心）沒有停止！」

就這樣，央氣魔彷彿被電擊到了，佛陀契機的一句話引他見到了神秘的內心世界。

精神官能症者由於「掛礙太多」，做事過度用力和意念過於集中，結果將平常可以輕易完成的事情搞糟。例如，一篇練習過無數次的演講稿，在臺下背得滾瓜爛熟，可是只要一登臺，腦袋就一片空白，一丁點也沒有記住，只好灰頭土臉地下臺；朋友間嬉笑怒罵，一口伶牙俐齒，可是一見陌生人，彷彿是老鼠見了貓，皮毛倒立，說話結巴，聲音發抖，臉漲得通紅，雙腿打顫，有如下文中王觀復的表現：

王觀復住在昭覺寺，有一天打坐時，聽到喚大家結束靜坐的打板聲，忽然有一個領悟，他就問南堂元靜說：「有一個領悟，可是人家一問，卻說不出來，不知道我的毛病在哪裡？」

南堂說：「你的毛病就是『你有一個領悟』！」

第8章 用於精神官能症治療的禪門詩偈

禪門詩偈既是禪，也是詩，是禪學與文學的完美結合。詩偈的宗旨和禪的終極目標一致，都是明心見性，指向開悟。本章精選適合精神官能症治療的禪門詩偈，並結合富於啟迪性的禪門智慧故事、心理學和精神醫學知識，來進行生動形象地體悟與闡釋。有心的讀者會驚喜地發現，也許其中的一首詩偈就足以讓你的心理痛苦得以釋然。

身是菩提樹

身是菩提樹，心如明鏡台，
時時勤拂拭，勿使惹塵埃。

此偈由神秀禪師所作。意思是：我們的身體就像一棵菩提樹，要經常掃掃落葉、剪剪枯枝；我們的心就像一座明鏡台，要經常擦拭乾淨，以免我們的靈魂沾上灰塵。

在神秀禪師看來，心的自性本淨，但常因塵勞所污，所以要不間斷拂拭塵埃，才能還心之本來清淨之面目。這裡強調的是一個「修」字，即「修」掉與「心」相對立的「塵」，才能使「真我」顯現。

從禪定修習的角度看，「時時勤拂拭」意指不斷地進行「止觀」修習（又稱「漸悟禪法」），「勿使惹塵埃」意指消除意識的作用。因為意識具有「分別」的作用，例如，分別出主體與客體的對立、人我的區別。「塵埃」意指貪、嗔、癡三毒。所以，這首偈的深層內涵是：透過一定的「止觀」修習後，消除二元對立、我執、法執等障礙，達到所謂的「開悟」狀態。現代心理治療中的「正念」治療方法即來源於禪學中的「止觀」修習，可謂是「時時勤拂拭，勿使惹塵埃」的具體運用，對精神官能症者的治療具有重要意義。

此外，神秀「時時勤拂拭，勿使惹塵埃」的「禪法」頗合心理學中的精神分析之道。首先，神秀的「漸悟禪法」是一個自修自悟的過程，「淨心」是其主要目的之一。而精神分析也要求患者透過自省分析，瞭解自己內心衝突、焦慮的根源，把症狀的無意識隱意和動機揭露出來，使患者意識到症狀的真正隱意而達到領悟，並要求從理智上、感情上都能接受，在本質上也是一個「淨心」的過程。其次，無論是神秀「漸悟禪法」中的「觀照」，還是佛洛伊德精神分析中的「自由聯想」，兩者都是心靈指向的，都是讓潛意識裡的內容意識化。

慧能沒伎倆

慧能沒伎倆，不斷百思想，
對境心數起，菩提作麼長？

此偈由六祖慧能禪師所作。意思是：我沒有什麼修行的功夫，也不去斷絕腦海裡的各種念頭，當我面對外境時，我的心就有相應的念頭產生，一切是這麼自然，我已經沒有菩提與煩惱的分別，又哪裡會有「我要一天比一天邁向解脫」的想法呢？

慧能在看了臥輪禪師的一首詩偈：「臥輪有伎倆，能斷百思想，對境心不起，菩提日日長」之後，說：「這個人還沒有開悟，如果照他的偈子去修行，只會增加更多的掛礙。」然後作了上偈來做對比。

從臥輪禪師的詩偈內容看，他的禪定功夫修得不錯，但雖然不起妄念，卻不能啟發智慧，是一種「枯禪」，修行者又常被稱為「俗漢」，與下面公案中的這位禪師相似：

從前有位老婆婆供養一名修行人二十年之久，常常請一位妙齡女孩送飯、照顧。

有一天，老婆婆囑咐女孩嬌媚地抱住修行人問他：「我這樣抱著你，你感覺怎麼樣呢？」

修行人一本正經地說：「枯木倚寒岩，三冬無暖氣。」意思是我毫無感覺，就像枯槁的樹木靠在寒冷的石頭上，妳再抱我三年也不會動心。

女孩回報老婆婆，後者說：「沒想到二十年只供養了一個不懂修行的俗漢！」於是趕走他，並一把火燒了茅屋！

許多精神官能症者亦是如此，有些人在運用藥物治療的同時，採用「轉移注意力」或壓制念頭的方法，認為自己沒有「胡思亂想」了，自己的焦慮症、強迫症已經治好了，而不願堅持「觀呼吸」、「觀情緒」、「觀念頭」等正念、觀照練習。結果在逐漸減藥的過程中，或者遇到壓力，甚至在一個人空閒獨處時，各種妄念又出來搗亂了。

慧能告訴我們，運用「屏除、斷滅諸般妄念」的方法不僅不能消除煩惱，反而是會更加束縛自己。因為它是建立在對感官知覺、思想意識的否定和壓抑上面。這已經得到了現代心理學實驗的證實。例如：

哈佛大學有一個著名的「白熊效應」。受試者分為兩組：初始表達組和初始壓制組。在試驗中的一個階段，初始表達組被要求主動去想一頭白熊，而初始壓制組被要求儘量避免想一頭白熊。結果，初始表達組想到白熊的次數實際上很少，初始壓制組反而多次想到白熊。這就證實了壓制會引起反彈。另一種試驗採取「分心策略」，要求受試者不想白熊，想一輛紅色的汽車。這組人想到白熊的次數略微減少了一點，但還是很多。

後來，維吉尼亞大學做了另外一個試驗——失戀試驗。失戀的人，過去戀愛中的美好景象總是在腦海中閃回，這使他痛苦，所以他不願意去回想，問題是他越不願意回想，越是不由自主地回想。在試驗中，讓一些失戀的人主動回想過去的美好景象，每天都想二十分鐘，他們卻很快從失戀痛苦中脫離出來了。

因此，與臥輪禪師的「能斷百思想」、「對境心不起」相比，慧能的「不斷百思想」、「對境心數起」則活潑、自在得多，心對外界刺激起反應乃是自然現象，否定和壓抑它們，不僅違反自然規律，而且在消滅妄心時，也扼殺了裡面的真心。

值得注意的是，這裡的「不斷百思想」、「對境心數起」，類似於前文中的「無念為宗」、「無相為體」、「無住為本」，也與《金剛經》「應無所住而生其心」的精神一致。都是強調：不要壓抑自動浮現心頭的想法，也不必排斥受外界刺激而興起的念頭，但不可留戀於那些思慮，也不可執著於那些形象；只要不留戀、不執著，就不會造成束縛、產生困擾。

萬事無如退步人

萬事無如退步人，孤雲野鶴自由身，
松門十里時往來，笑揖峰頭月一輪。

此詩由慈受懷深禪師所作。意思是：世界上最好的事也比不上懂得退一步的人，他就像孤雲野鶴一般保有自由之身，時常往來於松門十里的廣大自然風光，峰頭一輪明月是知己，陪伴他一同歡笑。

慈受懷深禪師曾作了十二首退步詩，每一首都具有深意，例如第十一首：

萬事無如退步眠，放教癡鈍卻安然，漆因有用遭人割，膏為能明徹夜煎。

意思是：有太多的知識、見解，反而會害慘自己，不如癡癡鈍鈍，還能安然於道。這與老子的「無為」思想不謀而合。精神官能症者往往由於有關疾病的知識太多而煩惱也不斷。

「退步」的一層意思是不要對抗，學會接納和體驗。正如洞山良價寫道：「青山白雲父，白雲青山兒，白雲終日倚，青山總不知。」意思是說：青山孕育了白雲，白雲起源於青山，奇妙的是，白雲終日依偎在青山身邊，青山卻不知不覺，因為不動的青山與變幻的白雲早已融為一體。伊曼紐也說：「一個人並不需要逆風挺立，他退讓而變成風的一部分。」一首現代詩歌《野天鵝》也表達了這一思想：

你不必做得很好。
你不必跪行在綿延千里的沙漠之中，不停地懺悔。
你只需讓你柔軟的身軀感受身邊的一切。
告訴我你的絕望，
我也會告訴你我的絕望。
與此同時，世界運轉不息。
與此同時，太陽和雨中的鵝卵石，
都向著新的風景移動，過草原和幽深的樹林，
還有山峰和河流。
與此同時，那些野天鵝，高飛在清澈蔚藍的天空，
又一次向著家的方向。
無論你是誰，有著怎樣的孤獨，
世界都向你展示著它自己，
呼喚你，就像野天鵝的聲音，粗糙刺耳也令人振奮——

一遍又一遍，宣唱著你在萬物中的位置。

「退步」的另一層意思是從外在退回到內在，回到心的原點，回到人人本具的本來面目，過著符合天性的生活方式。正如笑岩德寶禪師所寫：「諸佛出於世，唯為大因緣，屙屎並放尿，饑餐睏打眠。目前緊急事，人只欲上天，談玄共說妙，遭罪復輸錢。」意思是說：諸佛出現在世界上只為一個大因緣，那就是吃飯、睡覺、大便、小便。可是現在的人不重視這些，喜歡談玄說妙，只想憑空上天堂，這真是大錯特錯啊！

類似詩偈還有布袋契此禪師的：

手把青秧插滿田，低頭便見水中天，
心地清淨方為道，退步原來是向前。

意思是：手上把著青秧要插滿田，低頭就看見天空倒映在田水中，原來低頭就可以看見天空！人世間的事情沒有絕對的好與壞，只要心地清淨這個世界就跟著清淨，我一邊插秧一邊向後退步，不知不覺就把青秧插滿田了，表面上的退步原來是向前進的啊！

他人騎大馬

他人騎大馬，我獨騎驢子，
回顧擔柴漢，心下較些子。

此詩由王梵志所作。意思是：看到別人騎著高人一等的駿馬，再看看自己騎著破驢子，正想歎氣時，回頭卻看見還有擔柴步行的人，依然快樂自在，我完全明白，人們在世上生活好壞由心內決定而不由以外，心情馬上變得不那麼自卑了。

「比上不足，比下有餘」，是許多人常用的自我安慰方法。如果用這個觀點來看，不幸的人永遠可以找到更不幸的人來證明自己不是最不幸的。然而，這樣獲得的幸福感是暫時的、表面的。因為，心靈深處的安全感並不是寄託在「比較的虛幻基礎」上。如果能減少主宰慾，一切只是隨緣、任運、自然，始終保持怡然自得之心做個真實的自我，這樣的滿足感就接近了心理學家馬斯洛所提出的「自我實現」。

許多禪師都是如此，強調保持「自我」。吳山淨端禪師就是其中非常典型的一位，他寫道：「松竹青青古澗深，結茅為屋號歸雲，自從參遍官僚後，野老無心見貴人。」意思是說：深山裡松樹竹林鬱鬱青青，我在此結茅為屋，將這茅屋名為歸雲居，自從參遍官僚之後，我這老頭子再也無心去見什麼貴人了。詩人王維也寫道：「木末芙蓉花，山中發紅萼，澗戶寂無人，紛紛開且落。」意思是說：樹梢的芙蓉花，默默在山中開出紅豔花蕊，沒有人知道它、欣賞它，芙蓉花依然燦爛地開放，也安分地隕落。我們的人生也是如此，「紛紛開且落」，貴如帝王也不能跳脫，何不向芙蓉花學習一下呢？

類似的禪詩還有長慶慧棱禪師的：

萬象之中獨露身，唯人自肯乃方親，
昔時謬向途中覓，今日看來火裡冰。

意思是：真理那麼明顯，在森羅萬象中一眼就看到它，然而，如果人們自己不敢肯定，就算真理在眼前也會當面錯過，當我以前還不敢肯定「就是這個」時，我荒謬地在路途中尋覓真理，今天看來，那就像想在熾熱的火焰裡尋找寒冷的冰塊一樣荒唐。

但能放下自天然

空山寂寂絕諸緣，不學諸方五味禪
參者不須向上求，但能放下自天然

此偈由憨山德清禪師所作。意思是：悠閒地住在遠離諸緣的深山裡，不再到處參訪學習各種禪法了，有一句話送給參禪的朋友，佛性本自具足一切，你不需要再向上求什麼，只要「放下」，自然就可以見到佛性了。

「但能放下自天然」，這是多妙的禪語啊！可是又有幾人能做到呢？正如白雲守端禪師寫道：「為愛尋光紙上鑽，不能透處幾多難？忽然撞著來時路，始覺平生被眼瞞。」意思是說：喜歡尋找光明的蒼蠅一直朝著窗紙鑽去，牠覺得奇怪，為什麼光明在眼前就是鑽不過去呢？直到忽然誤撞著來時路而飛出去，才發現原來這一生都被眼睛欺瞞了。

很多精神官能症者就像蒼蠅一樣，不肯放下頭腦中的妄念，不肯停下向外追求的腳步，最終失去了回家的路徑，無法恢復本來清淨的自性。有如《莊子》中「邯鄲學步」這則寓言所說：

一燕國人聽說古都邯鄲人走路姿勢很漂亮，便來到邯鄲學習邯鄲人走路。未得其能，又忘記自己原先的走路姿勢，最後只好爬著回到燕國。

在精神官能症的治療中，禪家的「放下」具有很大的運用空間，與「矛盾意向法」有些類似。例如，強迫症患者往往在與困擾著他的意念做鬥爭。但是，越鬥爭就越強化強迫意念的力量，因為作用力增強了反作用力，症狀再次被強化。正所謂：「哪裡有壓迫，哪裡就有反抗！」但是，一旦患者「放下」了和強迫症做鬥爭，轉而以嘲弄的方式去取笑它，給它取個可愛的名字如「調皮的孩子」、「搗蛋鬼」、「騙子」、「親愛的朋友」等，那麼惡性循環就會終止，症狀開始減輕，最終治癒。

如果做不到完全「放下」，至少也不要妄為。正如烏石世愚禪師寫道：「時時睹面不相逢，吃盡娘生氣力窮，夜半忽然忘月指，虛空迸出日輪紅。」意思是說：佛性，我們的本來面目，時時與它相見卻不能相逢，就算有心想與它碰在一起，費盡全身力氣也毫無辦法，直到夜半時分，我忽然忘記了追求佛性的想法，也忘記了佛性的存在，虛空中就迸出紅豔豔的日輪。

類似詩偈還有酒仙遇賢禪師的：

長伸兩腳眠一寤，起來天地還依舊，
門前綠樹無啼鳥，庭下蒼苔有落花。

意思是：舒舒服服地兩腳一伸，好好睡個覺吧！別擔心醒來的時候，地球仍然在轉動，門前的綠樹沒有鳥兒鳴叫依然亮麗，庭院下蒼苔上有落花，落花也很好。

第9章 用於精神官能症治療的禪門故事

故事是我們理解世界的縮寫，精彩的故事讓人可以快速掌握關鍵重點，好的故事幾乎都擁有某種異質生命的對照效果。歷代禪師在教育學人過程中留下了不少這樣的故事，許多禪學故事能在語言構建的世界和超越語言的體驗世界之間搭建橋樑，指出精神官能症患者的心理衝突和人們之間的誤解以及闡明這些問題的原因和結果。而且，不像現代複雜的心理治療理論與技術，禪學故事不太強調理性和邏輯，而是更多地注重直覺和當下領悟，更容易為患者接受。

日面佛與月面佛

馬祖禪師身患重病，臥床不起。

很擔心他情況的院主前來探望，問候說：「老師，最近身體如何？」

馬祖回答：「日面佛，月面佛。」

日面佛、月面佛是《三千佛名經》中出現的佛名。日面佛有一千八百歲的壽命，月面佛卻只能活一晝夜。馬祖的回答主要是想打破我們對壽命長短的成見。莊子有類似觀點，曰：「莫壽乎殤子，而彭祖為夭。」意思是，萬物皆為相對，只在於角度不同，早夭的人可以視為長壽，而彭祖也能被說成短命。馬塞爾．普魯斯特也說：「發現之旅不在於尋找新的景觀，而在於有新的眼光。」

美國緬因州十八歲少年本．班傑明是很有天分的音樂家，他除了會演奏低音單簧管、小號外，也會低音管、薩克斯風和英國手風琴，原本已經計畫要到賓夕法尼亞州的葛底斯堡學院學習低音單簧管，沒想到卻因為拔智齒後，出現了疼痛難忍和紅腫的典型術後反應，並在四十八小時後病情惡化，葬送了生命。他的父親表示，十八年的生命雖短，但也是完整的人生，只是心痛班傑明走得太快、太痛苦了。班傑明父親的評語正是馬祖生死觀的最好注解。

馬祖將日面佛與月面佛並舉，可能想傳達的意思是：他每天都命在旦夕又長命千歲。這貌似矛盾的看法，卻是我們對生命應該有的活潑看法。正如印度聖雄甘地說：「像你明天會死亡般生活，像你能永遠活著般學習。」意思是說，因為隨時可能死亡，所以我們應該熱愛生活；因為可能活得長長久久，所以我們要耐心學習。尼采也留下了類似的話：「不必在意一日的長短——只要你在這段時間內有著多彩多姿的生活，你將會發現，有一百個口袋可用於填裝它們。」

禪學最主要的目標之一就是「了脫生死」，類似馬祖關於生死的觀點在禪學典籍中很多。如：

趙州禪師參加一個和尚的喪禮，在送葬途中歎說：「許多的死人送一個活漢。」

這似乎也是一種矛盾的說法。哲學家尼采也有類似觀點：「有些人要在死後才出生；而更多的人雖然活著，卻如行屍走肉，心如死灰，也是雖生猶死。」能夠這麼想，就不會對生死有那麼深的執念了。

有人問十七世紀的日爾曼哲學神學家包默：「肉體死亡之後，靈魂要到哪裡去呢？」包默回答：「它沒有到任何地方去的必要。」活著時，認真地生活，讓自己覺得滿意，那麼死亡就是一個「完美結局」。怎麼還會希望有「續集」呢？還會想要到別的地方去呢？

史蒂夫．賈伯斯說：「『記住你即將死去』是我一生中遇到的最重要箴言，它幫我指明了生命中重要的選擇。因為幾乎所有的事情，包括所有的榮譽、所有的驕傲、所有對難堪和失敗的恐懼，都會在死亡面前消失」；「你們的時間很有限，所以不要將它們浪費在重複其他人的生活上。不要被教條束縛，那意味著你和其他人思考的結果一起生活。不要被其他人喧囂的觀點掩蓋你真正的內心聲音。最重要的是，你要有勇氣去聽從你直覺和心靈的指示——它們在某種程度上知道你想要成為什麼樣子，所有其他事情都是次要的。」

未上樹之前是怎麼樣的

一日，香嚴禪師對眾徒說：「求道之人就好比用牙齒咬住樹枝，高吊在半空中，下面有人在問什麼是祖師西來意，你不回答就表示你不知道，但一開口就會掉下來摔死，請問這時該怎麼辦？」大家都不知道該怎麼辦。虎頭招上座說：「且不必問他在樹上怎麼辦，但請告訴我，他未上樹之前，是怎麼樣的？」

精神官能症者喜歡想些莫名其妙的問題。例如，疾病恐懼者因胃部不舒服已進行多次血液學檢查、胃鏡檢查、腹部超音波檢查，僅發現慢性淺表性胃炎，沒太大的問題。但還是不放心，一邊嘴巴中念叨著「把疾病交給醫生」，另一邊又想著「萬一醫生沒發現呢？」很多人被諸如此類的問題搞得像「用牙齒咬住樹枝，高吊在半空中」的那個人。

怎麼辦呢？問問你自己：你本來在樹下不是好好的嗎？誰教你閒著沒事，被引誘到樹上去？還是該做什麼便做什麼去吧。正如心理學之父威廉．詹姆斯說：「天才的本質是知道該忽略什麼」。當知道什麼不必思考後，就絕不會去思考。

一九五〇年，美國有個電視節目名為《最後兩分鐘》，邀請名人上節目暢談：「假設你的生命只剩下最後兩分鐘，你將做什麼？」很多名人都應邀出場，說得驚天動地、口沫橫飛。電視臺也邀請了愛因斯坦，但愛因斯坦卻拒絕了，他在回覆製作單位的信裡說：「我無法參加你們的『最後兩分鐘』節目，因為我覺得人們如何使用他生命中的最後兩分鐘，對我來說，似乎不怎麼重要。」

類似故事在禪學中很多，下面再舉兩例：

齊安禪師問眾人：「以虛空為鼓，用須彌山做槌，有什麼人能打這樣的鼓？」大家都不知如何回答。有人拿這個問題請教南泉禪師。南泉禪師說：「老僧不打這個破鼓！」

一個和尚問：「一個人在孤峰上住時，該怎麼辦？」雲居禪師答：「你有七間房子空在那裡不去住，誰要你一個人住到孤峰上去了？」

到火爐裡避暑

某個夏天，曹山慧霞禪師對侍立在旁的僧人說：「悟道的人，無論多麼炎熱，也不受影響。」

僧人說：「是的。」

慧霞又說：「那麼，如果現在炎熱至極，你要到什麼地方去躲一躲好呢？」

僧人說：「就往大火爐的熾熱煤炭裡躲避吧！」

慧霞說：「煤炭既然熾熱無比，怎麼躲得了熱呢？」

僧人說：「在那裡，眾苦都不能到啊！」

一般來說，要避暑應到陰涼的地方，如幽林之內、碧山之巔，至少也要留在冷氣房中吧。僧人要躲到熾熱的火爐中避暑，但大火爐裡比天氣熱，怎麼躲呢？

其實，故事中的炎熱象徵的是人世的痛苦、煩惱，「諸受皆苦」，痛苦和煩惱是躲不了的，必須直接面對，甚至須要縱身一躍，直入痛苦和煩惱的核心。因為遇到大煩惱，原先的小煩惱根本就不算什麼。

一個為鼻子長得太塌而煩惱的人，當他知道自己得了肺癌後，就不會再為鼻子太塌而煩惱了。一個為失眠而苦惱的家庭婦女，如果需要每天為生計而奔波，就巴不得自己變成不用睡覺的機器人。因此，一個人會覺得煩惱，是因為他有時間煩惱；一個人會為小事煩惱，是因為他還沒有大煩惱。正如哲學家叔本華說：「要判斷一個人幸福與否，必須問的不是他為何愉快，而是他為何煩惱。如果讓他煩惱的事物越是平凡細微，那就表示他越幸福。因為一個真正的不幸者，是根本沒有心情去覺察那些瑣碎小事的。」

精神醫學家許又新教授也提出：「不信佛的人念煩惱經，不信上帝的人用煩惱代替祈禱」；並進一步寫道：

「我們來看看什麼時候沒有煩惱：

(1) 體力活動相當劇烈時，例如：體育鍛鍊，體力勞動；

(2) 強烈情感體驗時，不論是喜是悲，也不論是怒是懼，只要夠強烈，煩惱就煙消雲散；

(3) 身體急性疼痛時，例如沸油燙了手，或者急性病身體不適時，例如一天跑二十次廁所，一個勁兒地拉肚子；

(4) 生理匱乏時，如饑、渴、冷、睏等；

(5) 聚精會神時，例如數學家陳景潤在演算，倒爺（指七〇至八〇年代從事商品倒買倒賣的人）在思考發財的竅門；

(6) 實際事務教人忙得不可開交時。病人不想要煩惱，上面的六樣隨他挑。」

在禪家看來，「萬法由心造」，煩惱與否的關鍵在於「心」的感受，不在外面的環境，正所謂「安禪何必須山水，滅卻心頭火自涼」。因此，要想不再煩惱，釜底抽薪之計當然是去妄存真，直接面對它，澈底「放下」它。正如聖嚴法師所說：「遇到煩惱要面對它、接受它、處理它、放下它；不自找煩惱，就是智慧」；「有煩惱的時候，不要把它當成困擾，就沒有煩惱」。

唐伯虎詩說：「人生七十古來少，除去年少和年老。中間所剩已不多，還有一半睡去了。」我們還有時間為失眠、人際關係、軀體症狀而煩惱嗎？哲學家尼采也說：「一個人知道自己為什麼而活，就能忍受任何生活。」

行腳僧與獨眼龍

一位行腳僧到某寺參訪，住持師兄不在，由瞎了一眼的師弟出面接待。兩人見面都不發一語，在一陣比手畫腳後，行腳僧就欣喜地向師弟禮拜而去。

行腳僧在路上遇到住持師兄，特別停下來稱讚他師弟是個道行高深的禪師。行腳僧說：「見到貴師弟時，我先豎起一指，表示大覺世尊，人天無二；他就豎起二指，表示佛、法乃是一體的兩面；然後，我又豎起三指，表示佛、法、僧三寶，缺一不可；他看了，立刻在我面前豎起拳頭，表示三者都是由一悟而得。我為之技窮，只好禮拜告退。」

一切盡在不言中。真是「行家一出手，便知有沒有」，能夠用這種方式切磋，想必讓人感到非常貼心。師兄回到寺，師弟卻怒氣衝衝地說：「今天來了一個無理的行腳和尚，他一進門，瞧了我一眼，就豎起一指，諷刺我只有一隻眼睛！我心想來者是客，不跟他計較，就豎起二指，表示他有兩隻眼睛是種福氣！誰知道他得寸進尺，竟然又豎起三指，明指我跟他兩個人還是只有三隻眼睛！我見他欺人太甚，就舉起拳頭，準備揍他一頓，他才急忙向我行禮溜掉了！」

師兄聽後，不禁啞然失笑。

文中行腳僧和師弟對同一個現象做了截然不同的認知和解釋，而產生了南轅北轍的情緒反應和評價。著名心理學家艾利斯提出，事件（A）本身並非是引起情緒反應或行為後果（C）之原因，而人們對事件的不合理信念（B）（想法、看法或解釋）才是真正原因所在。與上述故事類似，下面這則民間故事也說明了不同的認知模式產生了不同的結果：

兩個秀才一起赴京趕考，路上遇到了一支出殯的隊伍，看到了一口黑壓壓的棺材。其中一個秀才心裡「咯噔」一下，涼了半截，心想：完了，真倒楣。於是心情一落千丈，那片「黑壓壓」的陰影一直揮之不去，結果，文思枯竭，名落孫山。

另一個秀才看到那個「黑壓壓」的東西時，心裡也「咯噔」了一下。但他轉念一想：棺材，官⋯財⋯，噢，那不是有「官」也有「財」嗎，好兆頭啊！於是情緒高漲，走進考場，文思泉湧，果然一舉高中。

回到家裡，兩人都對家人說：那「棺材」真是好靈驗！

第一個秀才在考場上文思枯竭是因為情緒不好，而情緒不好是因為他碰見棺材後認為是「觸了楣頭」；而另一個秀才在考場上文思泉湧是因為情緒興奮，而情緒興奮是因為他碰見棺材後認為是「好兆頭」。

從禪學角度看，不同的認知模式，來自不同的「識心」，也在反映不同的個性。個性主要來自經年累月的習染與迴圈：心胸寬大者，對他人的言行會往好的方面去想，覺得每個人都很不錯，一切看起來都很順眼，心情因而輕鬆愉快，結果心胸就變得更寬大；而心胸狹窄者，則盡往壞處去想，覺得每個人都很可惡，一切看起來都不順眼，心情緊張惡劣，結果心胸就更狹窄。

你要良性迴圈呢？還是惡性循環？或者要打破一種迴圈進入另一種迴圈？存乎你的一「心」。

有一個不忙的

雲岩禪師正在掃地，溈山禪師看到後上前問道：「太忙了點吧？」

雲岩回答：「有一個不忙的。」

溈山說：「這樣就有第二個月亮了。」

雲岩豎起掃帚說：「這個是第幾個月亮了？」

溈山一句話不說，轉身離去。

這則故事有兩層意思：一層意思是關於「真我」與「假我」的問答。雲岩說他「有一個我忙，另一個我不忙」，意思是說，在忙的是識心或假我，而不忙的則是真心、自性或真我。溈山則指出識心與真心不應有所分別，否則就是有「兩個月亮」。

從現代心理學精神分析學派的觀點看，「真我」與「假我」的關係有點類似潛意識與意識的關係，在忙碌的意識活動背後，還隱藏著「另一個自我」。正如佛洛伊德在《自傳》中寫到：「給我印象最深刻的，莫過於得知在人類的意識後面，還可能隱藏著另一種極為強而有力的心智過程。」這一觀點得到了催眠實驗的證實。

史丹佛大學心理系的希加德教授是位催眠大師。他在將人催眠，讓對方好像喪失自我意識而完全聽命於他後，忽然柔聲問被催眠者：「你雖然已被我催眠，但你體內是否還有『某一部分』對這一切都很清楚？如果有，請把你右手的食指伸出來。」結果，在眾目睽睽之下，那個好像行屍走肉的被催眠者真的伸出他右手的食指。

另一層意思是關於禪修「觀照」問題的問答。「太忙了點吧」？溈山意在詢問雲岩是否在工作的瞬間喪失了覺知和警敏，是否過於沉淪在事務的漩渦裡，內在有否被外境所牽引呢？「有一個不忙的」，雲岩的意思是，我在掃地的同時仍然維持著觀照，那個忙碌僅限於外在，我看著自己的一舉一動，我的覺知如如不動；「這樣就有第二個月亮了」，溈山提醒他，你的觀照只是一種粗淺層面上的觀照，它仍然是你思維中的一個念頭；「這個是第幾個月亮了」？雲岩的意思是，對我來說，掃地的人、所掃的地、掃帚、把地掃乾淨的目的都是一個整體，沒有主客體之分了。

綜合上述兩層意思，本則故事強調：我們可以透過禪修的「觀照」訓練，打開橫在意識與潛意識之間的那扇封鎖的門，讓潛意識的內容意識化，使那個不忙的「真我」與在外忙碌的「假我」和諧相處。否則，如果各個「我」都忙碌，就像俗語「山中無老虎、猴子稱大王」一樣，出現各種各樣的混亂局面。正如下面這則故事所說：

有一棟豪華大宅，屋內應有盡有，但是主人雲遊在外，家裡的傭人、女僕沒有主人的監督，就開始胡作非為。廚師不燒菜跑去種花，園丁不種花跑去掃廁所，清潔工不掃廁所跑去修理水電，水電工不修水電跑去廚房燒菜……每個人都在工作，可是都沒有在適當的位置上工作，大家都很辛苦，可是整棟大宅被搞得烏煙瘴氣。

有一天，電話響了，每一個人都爭先恐後去搶電話，因為這棟華屋設備齊全，每個人手上都握著電話分機。

「喂，請問你家主人在家嗎？」

說也奇怪，每一個人都忘了我是誰，不約而同地說：「喂！我就是，請問有什麼事？」

他們都沒有聽出來，那通電話是主人打回家的。

這個故事就是精神官能症患者的人生寫照。他們的「真我」被深埋在潛意識裡，有許多個「妄我」（如負面情緒、各種妄念）在當家作主，但這些「妄我」都無法發揮主人的能力，只會把家弄得亂七八糟。要想讓自己安寧，就需要破除假我的幻相，找出「真我」的本來面目。

呼喚主人

瑞岩禪師每天都自己呼喚：「主人！」

然後又自己回答：「是！」

接著又對自己說：「保持清醒啊！」

然後又自己回答：「是！」

最後又說：「以後不要被別人騙了！」

再自己回答：「是！」

儘管這樣的自喚自答顯得有點故弄玄虛，但也表示瑞岩禪師覺得他有兩個我，一個是不太清醒，容易受騙迷失的妄我，另一個是能對妄我發揮監督作用的真我。

這種呼喚有些像濁世中的一股清音，提醒自己保持一種非常清醒的神智，不被人欺騙，不去欺騙人，也不會自己欺騙自己，永遠活在真實的世界裡。孔子弟子曾參說他「吾日三省吾身」，這種自我反省多少也有自我呼喚的意思，只是沒有說出口而已。如果失去這種自我反省能力，就會出現類似帖木耳大帝看到鏡子裡的自己後大哭的荒唐局面：

傳說，帖木耳大帝得到一面明鏡後，他第一次清楚地看到了自己的長相，忍不住大哭一場，悲戚極了！

那斯魯丁大師問他：「陛下為什麼哭呢？是為了烽火連天、百姓流離失所而哭嗎？」

鐵木耳大帝說：「不是！我是因為自己長得醜而忍不住哭的。」

這時，帖木耳大帝忽然聽見那斯魯丁大師爆出比他大上十倍音量的哭聲。

鐵木耳大帝問他：「大師！您又為什麼哭呢？」

那斯魯丁說：「陛下！您只是看了自己一眼就痛哭不已，我們整天看到您的醜臉，又怎能不大哭特哭呢！」

保持真我清醒，要付出很大的努力，但總比讓別人看到自己的醜臉而大哭特哭來得有尊嚴。現代西方心理學家在此啟發下，在正念禪修過程中設置了「三分鐘休息時間」的冥想內容，其中冥想的第一步就是看看自己的頭腦正在想什麼，身體有何知覺，身體內部的狀態如何。這與「三喚真我」的精神相仿。

我們受此啟發，非常強調「識別虛假念頭」在精神官能症治療中的重要性。例如，對強迫症來說，第一步就是「重新確認」，讓患者訓練自己說：「我不認為我的手髒，我有一個總是感到手髒的強迫觀念」；「我不覺得我有洗手的需要，我有一個要強迫洗手的強迫衝動」；「這不是我，這是我的強迫症」；「我不認為自己手髒，確切地說，是我患有的強迫觀念說我手髒」等等。

牧牛

有一次，石鞏在廚房裡工作，馬祖問他做什麼，他說：「正在牧牛。」

馬祖問：「怎樣牧牛？」

石鞏回答：「當牠走到草地，我立刻便把牠拉了回來。」

馬祖讚歎說：「你是真懂得牧牛之道了。」

我們的「妄我」像牛一樣有點獸性，容易被草（各種雜念）所誘，常常失控，甚至盲目亂走一通。這時，「真我」就要扮演牧童，適時地將它拉回來。牧牛，就是自我管理。可以說，整個禪修的「觀照」過程就是一個「牧牛」的過程：念頭跑了，我們適時給拉回到禪修的物件上，如此反覆，直到我們如如不動地專注於選擇的物件。對精神官能症患者進行觀呼吸、觀軀體感受、觀情緒、觀念頭等訓練的目的也是如此。

佛洛伊德也用過類似的比喻，他說生活就好像在「騎馬」。「馬」代表我們的「本我」，具有各種獸性（本能），想依快樂原則來滿足欲望；而「騎師」則代表我們的「自我」，他審時度勢，依現實原則來調節本能欲望。

精神官能症患者的麻煩是心中不只有一個我，不管你稱它們是妄我、真我、本我、自我、超我，生命的困擾來自這個我和那個我之間的衝突，它們的爭執讓身為房東的我們不得安寧。而所謂的「自我管理」，就是用一個我去駕馭另一個我，讓它們和諧共處。正如下面的禪門對話所說：

有個和尚問：「車子已經停了，但拉車的牛卻不停，這時該怎麼辦？」

守初禪師說：「要駕車的漢子幹嘛用呢？」

和尚問的情況很像焦慮、恐懼、強迫、失眠等精神官能症的症狀。牛代表「妄我」、「妄念」，車子代表身體。我們的身體已經很勞累，躺在床上渴望休息，但受「識心」牽引的「妄我」依然蠢動不已，思緒萬千，而在床上翻來覆去。這時，就要勞駕駕車的漢子——你的「真我」，該管管「妄念」了。

放下

有一個尼姑問龍潭禪師：「我要怎樣修行，下一輩子才能變成和尚？」

龍潭禪師問：「妳做尼姑有多久了？」

尼姑說：「我問的是我是不是總有一天可以變成和尚？」

龍潭禪師問：「那妳現在是什麼呢？」

尼姑不解，說：「現在我是尼姑，這是誰都知道的啊！」

龍潭禪師說：「有誰知道妳是尼姑呢？」

《金剛經》說：「凡所有相，皆是虛妄。」該尼姑所執的男女之別正是相，正是虛妄，一個人在虛妄上爭斤較兩，還能修什麼道呢？

龍潭禪師提醒她：「誰知道妳是尼姑呢？」並非每個人對她都有差別觀，只是妳自己以為人家把妳當尼姑看而已。自卑者常以這種方式認識自己，一件小事沒做完善，頭腦中馬上會跳出：「我總是把事情搞砸」，「別人會如何看我呢？」他們追求的是外在的認可，而不是做真正的自我。

其實，真正的關鍵在於自己。念念不忘自己形貌醜陋，不如別人……這是你自己的「識心」在綁住自己而已。《笑傲江湖》中方正大師說：「評價是自己給自己的，別人不能增一分，也不能減一分。」只要我們不把「石頭」放在心內就解脫了。下面這則故事也表達了這一意思：

雪齋禪師去拜訪藏門禪師，要告辭時，藏門送他到門外。藏門指著庭院裡的一塊石頭，問說：「三界唯心，萬法唯識。你且說說看，這塊石頭是在心內呢？還是在心外？」

雪齋說：「在心內。」

藏門問：「一個行腳人為什麼要將一塊石頭放在心裡？」

可以說，整個禪學教育就是一部「放下」教育。這與老子提出的「為學日益，為道日損，損之又損，以至於無為」的理念一致。下面這則禪門對話可以很好地說明了這一問題：

梵志兩手持花獻給佛陀。

佛陀說：「放下！」梵志放下左手的花。

佛陀又說：「放下！」梵志於是又放下右手的花。

但佛陀還是說：「放下！」

梵志不解，問說：「我兩手的花都已經放下了，還有什麼可以放下的呢？」

佛陀說：「放下你的外六塵、內六根、中六識，一時捨卻，捨卻到無可捨處，才是你安放生命的處所。」

我們要放下的不只是那些看得到的有形之物、想得到的名利，還包括佛陀所說的各種觀念、思慮，也就是「識心」，它們都是心中大大小小的石頭。只有真正放下，我們才能真正輕鬆自在。

掃塵埃

有一天趙州禪師在佛堂掃地。一個和尚看到了，問道：「你是得道的人，怎麼還掃地？」

趙州禪師答道：「塵埃是從外面飛進來的。」

那僧人又問道：「清淨的佛堂為什麼會有塵埃？」

趙州禪師說道：「你看，又有一點塵埃了！」

趙州說的「又有一點塵埃」，指的是「清淨的佛堂不應該有塵埃」的想法。以為清淨之地或聖潔之人就「不應該」有塵埃，其實是另一種「塵埃」，另一種「污染」。我們的強迫思維、焦慮念頭、疑病觀念都是這一「塵埃」。其根源與完美主義有關，他們要求某一具體的事物、行動完美無缺，要求所達到的近期目標完美無缺。正如美國一位作家寫道：「我內心的惡霸總是用原則或規範的名義欺負我，這個惡霸總是跟我講道理，那道理歸根到底就是完美主義」。下面這和尚表現得更為極端。

宗杲禪師問一個和尚：「求道不用修行，只要不污染就可以。你說，什麼是不污染的道？」

和尚說：「我不敢說。」

宗杲問：「你為什麼不敢說？」

和尚道：「我怕一說就污染。」

宗杲高聲叫道：「和尚，將畚箕掃帚拿來！」

和尚還茫然不解時，就被宗杲打了出去。

在一定程度上，「說」也是污染。精神官能症常被稱為「訴苦病」，患者經常沒完沒了地向醫生抱怨身體的不適、心裡的痛苦。這種「訴苦」往往會強化症狀，增加煩惱，的確是一種污染。但如果怕污染，就什麼都不敢做、不敢說、不敢想，那就太過分了。有些強迫症患者正是如此，自己可能幾天不洗澡、不換衣服，但認為外界什麼東西都是污穢的，以致什麼也不願意碰，不願意接觸，整天洗手，沒完沒了。和尚被掃地出門，因為他太有「潔癖」了，居然連話都不敢說。

其實，這種人的乾淨與骯髒，只是「我」和「非我」的代稱或象徵而已。「我是乾淨的」，意味著不肯承認自己醜惡的一面。之所以認為別人都是髒的，是由於他們想以「潔」掩飾或去除他們心中的「不潔」，從而把自己的髒硬栽到別人身上。從禪學角度看，這是「無明」，這是「妄念」。

怎麼辦呢？我們需要運用神秀大師提出的「時時勤拂拭，莫使惹塵埃」，培養正念觀照的能力。

聽到音樂聲了嗎

梁武帝雖然喜歡禮佛，但志公覺得他還是俗念過重，為了堅定皇帝的求道之心，有一天在說法時，就請梁武帝從監牢裡找出二十名被判死刑的囚犯，列隊站在庭院裡，然後發給囚犯每人一滿杯的水，要他們頂在頭上。

志公說：「你們就這樣繞著庭院而行，如果走完一圈後，杯子裡的水沒有溢出來，我就請皇上赦免你們的死罪。」

當囚犯們頂著水杯慢慢走動時，志公和尚要樂隊在旁邊奏樂，藉以緩和緊張的氣氛。

過了很久，囚犯們總算走完一圈，他們頭上杯子裡的水都奇蹟似的沒有溢出來。

志公問他們：「你們剛剛聽到音樂聲了嗎？」

囚犯們彷彿從夢中醒來般，個個都說：「沒有。」

志公和尚於是對梁武帝說：「這些囚犯因為非常渴望能免去死罪，所以心裡頭只有頭頂上的那杯水，對音樂聲根本充耳不聞。陛下在平日也應該有這種專心向道的意志，不要等到危急的時候再臨時抱佛腳。」

現代心理學告訴我們，當一個人的意識專注於某一個特殊物件時，他就會進入類似自我催眠的意識轉變狀態中，大腦對感官輸入的不相干刺激不再起覺知作用，有的聽而不聞，有的視而不見，有的刺而不痛。這些囚犯對身旁樂隊的音樂聲「充耳不聞」，原因在此。

精神官能症患者由於過於注意自己的軀體症狀和心理痛苦，對發生在身邊的美好事物視而不見，產生注意狹窄，導致病情頑固。森田療法創始人森田正馬博士把這種情況稱為「精神交互作用」。如果專注於頭腦中的雜念，你就會苦不堪言；如果能時時提起「正念」，你就會心神安寧。換句話說，我們可以用有益的「專注」對治有害的「專注」。下面就用「種有用的東西」這則禪學故事來說明：

弘智法師帶著一群弟子漫遊各國，十年間，他們遊歷了許多地方，拜訪了數也數不清學問深厚的名人隱士，現在他們回來了，各個滿腹經綸。

在回寺廟之前，弘智法師在郊外的一片草地上坐下來，說：「十年遊歷，你們都已是飽學之士，現在這次悟道雲遊就要結束了，我們上最後一課吧！」

弟子們圍著弘智法師坐了下來。

弘智法師問：「我們現在坐在什麼地方？」

弟子們答：「現在我們坐在曠野裡。」

弘智法師又問：「曠野裡長著什麼？」

弟子們說：「曠野裡長滿雜草。」

弘智法師說：「對。曠野裡長滿雜草。現在我想知道的是如何除掉這些雜草。」

弟子們非常驚愕，他們都沒有想到，一直在探討人生奧妙禪理的師傅，最後一課問的竟是這麼簡單的一個問題。

一個弟子首先開口，說：「師傅，只要有鏟子就夠了。」

弘智法師點點頭。

另一個弟子接著說：「用火燒也是很好的一種辦法。」

弘智法師微笑了一下，示意下一位。

第三個弟子說：「撒上石灰就會除掉所有的雜草。」

接著講的是第四個弟子，他說：「斬草除根，只要把根挖出來就行了。」

等弟子們都講完了，弘智法師站了起來，說：「課就講到這裡了，你們回去後，按照各自的方法去除一片雜草。一年後，再來相聚。」

一年後，他們都來了，不過原來相聚的地方已不再是雜草叢生，它變成了一片長滿穀子的莊稼地。弟子們圍著穀地坐下，等待弘智法師的到來，可是弘智法師始終沒有來。但弘智法師的良苦用心沒有白費，他的弟子們都已經領會了其中的禪機。

若干年後，弟子們在整理他的言論時，私自在最後補了一章：要想除掉曠野裡的雜草，方法只有一種，那就是在上面種上莊稼。

故事說明：只有在雜草地裡種上莊稼，才是除去雜草的最好方法。同樣的，有許多方法可以去掉壞習慣，可是最好的辦法就是培養好習慣。與其花時間去糾正壞習慣，不如去培養好習慣。就強迫症的治療而言，我們沒必要在自己腦中與強迫念頭搏鬥，而是僅僅把這種

「妄念」當成「雜草」就可。只要我們把注意力專注到有用的事情上，久而久之，這種妄念將會自行消退。這即是森田正馬博士所謂的「忍受痛苦，為所當為」的精神。反之，如果我們用打壓的方法來管理，想盡一切辦法讓自己別想，就會越控制而念頭越多，越想睡卻越睡不著。

不如小丑

白雲守端禪師非常用功，卻缺乏幽默感。有一次他的老師楊歧禪師問他：「你以前拜誰為師？」

白雲答道：「茶陵郁和尚。」

楊歧說：「聽說郁和尚過橋滑倒，因而大悟，還寫了一首詩偈，你知道嗎？」

白雲說：「知道，我還記得這首偈子的內容：我有明珠一顆，久被塵勞關鎖。今朝塵盡光生，照破山河萬朵。」

楊歧聽後哈哈大笑，並隨即離開。

白雲不明白師傅為何發笑。整夜思索，一頭霧水。

第二天早晨，白雲問楊歧：「老師昨天為何聽了郁和尚的偈子而發笑呢？」

楊岐問他：「昨天你看見耍雜技的小丑了沒？」

白雲答：「看見了。」

楊岐說：「你在某一方面還不如那個小丑啊！」

白雲不解，一下子又繃緊身體，問：「為什麼？」

楊岐告訴他說：「小丑喜歡別人笑，而你卻怕別人笑。」

由於怕別人笑，所以我們在衣食住行、言行舉止方面力求「合宜」；但也因為怕人家笑話，我們變得拘謹失真，不敢做這，不敢做那，扼殺了自己的許多潛能。

為什麼怕人笑呢？由於有「我執」在作祟，把「我」看得太重，被人笑就覺得「沒面子」，不痛快。殊不知，我們不是為了讓人家「不笑」而活在這個世界上的，只有不怕人家笑，才能活出真實的自己。正如下文寒山與拾得的對話：

寒山問：「世間有人謗我、欺我、辱我、笑我、輕我、賤我、惡我、騙我，該如何處之乎？」

拾得說：「只需忍他、讓他、由他、避他、耐他、敬他、不要理他、再待幾年，你且看他。」

寒山再問：「還有甚訣可以躲得？」

拾得說：「我曾看過彌勒菩薩偈，你且聽我念偈曰：老拙穿衲襖，淡飯腹中飽，補破好遮寒，萬事隨緣了。有人罵老拙，老拙只說好；有人打老拙，老拙自睡倒。涕唾在面上，隨他自乾了；我也省力氣，他也無煩惱。這樣波羅蜜，便是妙中寶……」

「自在」的一個意思是「別人不在」。如果你太在意別人的看法時，就會變得「不自在」。還是學學「小丑」吧！法國印象派大師莫內就是這樣一個人，他在一八六三年第一次展出他著名的畫作「草地上的野餐」，受到眾人的嘲笑與奚落，有人甚至說他「沒有辦法小心運筆」。如今，他卻是藝術史上地位崇高的大師。下面事件中的尼采對「諷刺」也表現出了「自在」的風度：

尼采慶賀完自己的二十歲生日之後，和朋友杜森以及杜森的一個表兄弟一同去波恩，他將在那裡上大學。

幾個年輕人沒有急於趕路，而是盡情地欣賞著一路上的大好風光，盡情地放鬆自己。在中學和大學之間這種完全無人管束的狀態給了他們一種獲得澈底解放的感覺。這三個未來的大學生在萊茵河邊的一個小鎮上逗留了一天，他們騎馬到鄉間去遊覽。平時不喝酒的尼采這次啤酒喝得多了點，已經有些醉了。他在馬背上比劃著馬的耳朵，突然向杜森他們喊道：「嗨，你們瞧，這傢伙不是馬，而是一頭驢！」

「不對，這是一匹馬！」杜森和他的表兄弟異口同聲地反駁道。

尼采又仔細地打量了自己的坐騎半天，帶著十分可愛的執拗神情堅持說：「不對，這的確是頭驢！」

杜森和他的表兄弟看出尼采有些醉意，於是故意起哄，好讓尼采出醜，於是大聲笑道：「尼采，你騎的驢能有我們騎的馬跑得快嗎？你自己就是一頭驢。哈哈！」

尼采意識到這是他們故意刺他的，於是沒有說話，繼續喝酒。此時，杜森和他的表兄弟正哈哈大笑。在「指馬為驢」的吵鬧之中，杜森和他的表兄弟仍然旁若無人地大聲笑著，讓街道兩旁循規蹈矩的居民們深覺反感。終於一位年長者忍無可忍，衝了出來，向杜森和他的表兄弟大聲斥責，要求他們檢點自己的行為，並威脅說要把他們趕出鎮去。這樣，杜森和他的表兄弟突然意識到自己犯錯了。

如果能有尼采這風度，社交焦慮症患者還能焦慮得起來嗎？

自性平等

俱胝早年修行時，一位尼姑戴著斗笠來到他身前，繞禪床三圈，說：「如果能說出道理，我就摘下斗笠。」

俱胝無言以對，尼姑拂袖而去。

俱胝說：「天色已晚，你何不留此過夜？」

尼姑說：「你說出道理，我就留下來。」俱胝又無言以對。

尼姑走後，俱胝歎口氣說：「我雖是男子漢，卻沒有男子氣概。」

後來，天然禪師來到庵裡，俱胝將此事告訴天然，天然聽了，豎起手中拂子開示他。俱胝當下大悟。

俱胝在尼姑面前出醜，主要是因為他看到女人就緊張，著了男女相。用莊子的話來說，俱胝是「外重者內拙」。許多患社交恐懼症者基本上都是這個樣子。工作太在意是否能得到別人的讚譽，反而容易願望落空，技能也難以進步；越想在人前能表現出滔滔不絕的口才，反而一見生人、上級，就出現臉紅、心跳、大汗淋漓、說話結巴的窘況。

怎麼辦呢？天然禪師豎起拂子，開示他男女在自性上是平等一如的，沒有也不必加以分別，我們要保持「平常心」即可。正如下面這個故事所說：

有人問：「死亡到來時，該怎麼辦？」

大隨法真說：「有茶就吃茶，有飯就吃飯，你還想怎麼辦？」

又問：「那麼是誰接受供養呢？」

法真說：「該捧起缽盂就莫遲疑。」

喝茶吃飯是平常的事情，我們習慣了，不會以特殊的情緒來應付。如果我們以這樣的心態去面對陌生的場面，就不會出現恐懼了。

有個社交焦慮症患者曾說：「每次我要與大人物見面時，都會非常緊張，手腳都會發抖，後來我想到一個妙招，只要我的腦中一浮現：哇！即使是皇帝、教皇、總統、天下第一美人，都會有放屁的時候，大家的屁味都一樣味道，與我完全平等嘛！所以，放屁之前人人平等，我就完全放鬆下來了。」

依此類推，一切事件的背後都隱藏著真理的本質，一旦見到了，所有的事件都與吃飯喝茶一樣平常，也一樣神聖無比。

壞脾氣來自哪裡

盤珪是日本的一位禪師。有人請教他：「弟子脾氣暴躁，難以遏制。究竟該怎樣對症下藥呢？」

盤珪說：「顯現你的壞脾氣，讓我看看那是什麼？」

和尚說：「我現在沒辦法給你看。」

盤珪說：「那你什麼時候可以給我看？」

和尚說：「它來的時候不可預期。」

盤珪說：「可見壞脾氣並不是你真正的心性，否則你應該隨時可以將它顯示出來。這個壞脾氣，在你出生時不曾擁有，也不是父母給你的，你自己好好想想吧。」

為什麼無法在禪師面前顯現壞脾氣？因為壞脾氣既非天生，亦非永恆存在、固定不變，它是在某些特殊情境的誘引下，動心起念的結果。換句話說，壞脾氣並不是他「真正的心性」，是「妄念」的一種表現而已。

壞脾氣如此，其他如抑鬱、焦慮、恐懼等情緒都是如此。它們既然不是天生，也不是固定的，那就表示是暫時的、可以改變的。這是盤珪禪師要和尚去體會的，也是想尋求治療的精神官能症患者應該有的第一個認識。

「三界唯心，萬法唯識」，人的各種思慮和情緒，都是內在的「心」和外在的「境」相遇，而產生的「識」。治療或改變，首先是重新去「識」，正如：

有一位居士和道膺禪師論道，外面忽然下起雨來。

居士問：「雨從哪裡來？」

道膺答：「從你問的地方來。」

居士一聽，為之歡喜讚歎。

所謂「從你問的地方來」，就是從你的心中來。如果你沒有意識、沒有心，那你怎麼知道現在外面正下著雨呢？

怎麼處理壞脾氣呢？當然不能隨便發洩，也不能用打枕頭或大叫等方法來紓解。用這種方式的人，其實是在演練壞脾氣，像是在做攻擊訓練。正如一行禪師提出：

如果房子失火了，最要緊的是去滅火，而不是去抓縱火嫌疑犯。如果先去追嫌疑犯，你一邊追，你的房子一邊燒得精光。同樣道理，生氣時，如果你一直拉著別人吵，想要好好教訓他，房子快要燒光了，你還在追縱火者。

明智之舉是激勵自覺「觀照」的能量，大方地接納不良情緒。正如詩歌《客房》寫道：

人是一間客房。
每天早晨都有新來的客人。
快樂、沮喪、卑鄙，
一些瞬間的意識就像一個不曾預料的客人那樣來了。
歡迎並且招待所有的人！
即使他們是一群悲傷，
他們掃蕩了你的房子，
搬光了你的家具。
然而，還得熱情地對待每一個客人。

他也許會因為某些新的喜悅而把你清空。

齷齪的想法、羞恥、怨恨。

在門口碰到了他們，笑臉相迎並邀他們進門。

無論是誰來了都要滿懷感激，

因為他們每一個都是來自遠方的領路人。

主動接受挑逗

宋朝知名的理學家張九成，辭官回鄉後，去拜訪喜禪師，說：「我撲滅了心頭的妄火，特地來參大師的喜禪。」

喜禪師說：「你今天為什麼這麼早起呀？難道是你妻子去陪別人睡覺嗎？」

張九成一聽大怒，罵說：「你這個沒道理的禿驢！怎麼敢說這種風涼話？」

喜禪師微微一笑，說：「你不是撲滅了心頭火嗎？怎麼我輕輕一搖扇子，你的爐內又冒煙了呢？」

張九成一聽，慚愧不已。

明朝的薛敬軒曾說：「我下了二十年功工，專治一個怒字，依然去不掉。」說明管理情緒並不是那麼容易。你看張九成的「嗔怒」被喜禪師一句話就挑逗出來了。

下面再舉一例：

蘇東坡曾寫了一首讚佛偈子：「聖主天中天，毫光照大千；八風吹不動，端坐紫金蓮。」

他覺得很滿意，特別寄到金山寺請佛印禪師印證。佛印看了，在偈尾批上「放屁放屁」四字，寄還蘇東坡。

蘇東坡一看，心中大大不平，立刻渡江到金山要找佛印理論。到了以後，發現寺門緊閉，上貼一紙條云：「八風吹不動，一屁打過江。」

在一帆風順時，認為自己已經沒有「妄心」非常容易，但這大抵只是虛妄。例如：

有一個和尚在終南山修習禪定，用功三十年。

另一個和尚見他如此用功，就對他說：「你修行寂靜之道已經夠久了，現在就讓我們到長安的花柳巷走一趟吧！」

結果，那個和尚到了長安的花柳巷，看到花枝招展、體態妖嬈的妓女後，竟怦然心動，而使三十年的修行功夫，毀於一夕。

許多精神官能症患者亦是如此，在服藥治療期間，往往不願接受心理治療，認為自己一切安好，已經沒有焦慮、恐懼等念頭，沒有必要再進行暴露、減敏等治療。難怪有人把精神官能症患者概括為一群「學會了如何逃避」、「學會了如何不去學習」的人。

一個只會「怕」和「躲」的人，怎麼可以說是「無事人」呢？不接受考驗，怎麼知道你的心是會「動」或「不動」呢？因此，要想證明自己沒有妄心，最有效而且最直接的方法就是主動去接受挑逗。只有經常、反覆地接受挑逗，才可以幫助你去妄存真。二祖慧可禪師在這方面做了很好的示範：

禪宗二祖慧可將衣缽傳給僧璨後，自己在鄴城隨緣說法，皈依的人很多。然後，他忽然改變容貌和裝扮，混跡人間，和三教九流的人稱兄道弟，時而到屠戶家裡吃飯，時而去光顧歌樓酒館。

有人不以為然，皺眉問他：「師父是一個出家人，為什麼要這樣做呢？」

慧可說：「我是在調心，關你什麼事？」

用現代心理學語言來說，慧可禪師的行為屬暴露治療或減敏治療範疇。正所謂：「聲色頭上睡眠，虎狼群裡安禪；荊棘林內翻身，雪刃叢中遊戲」。再舉另一個類似的例子，例如：

有一天，亞里提斯波帶著一群弟子去逛妓院，一位弟子在妓院門口漲紅了臉，不敢進去。

亞里提斯波訓斥他說：「進去，有什麼可怕的？只有出不來的人才可怕！」

妄心生暗鬼

龍門清遠禪師上堂向弟子們說了一則古代故事：

有個終生持戒的僧人，被人認為是功德圓滿的高僧。一天晚上他匆匆在路上行走，忽然腳下踩了什麼東西，發出「呱唧」一聲響。黑暗裡看不清楚，可是從響聲判斷，那僧人覺得自己是踩到了一隻蛤蟆，而且那蛤蟆肚子裡面還有無數的卵。雖是無意的，到底是破了戒了，那僧人驚慌不寧，跌跌撞撞地回到禪房，倒頭便橫在了床上。

他唉聲歎氣，疑神疑鬼，好久才睡著……唉呀！有數百隻蛤蟆蹦跳著將他圍住了，牠們齊張大口，朝他大聲叱罵叫喊。原來牠們是來向他討還性命的。那僧人被嚇出了一身冷汗，再也無法入睡。

等到天亮以後，他壯了壯膽，順著原路找去，他要為那隻蛤蟆超度亡魂。可是實地一看，哪裡有什麼蛤蟆，只是一只老茄子。

他鬆了一口氣，疑惑之情頓然平息。

這個故事類似於「杯弓蛇影」。與此相仿，精神官能症患者的憂慮，也基本上是沒有事實根據的，而是自己頭腦中自動產生的「假警報」而已。但他們由於「無明」，結果越想越不安，最後恨不得把自己裝進「保險箱」，長期住到醫院裡。

怎麼消除這類憂慮呢？比較有效的方法就跟上文中的僧人一樣去直接查證，這是心理學中的行為治療方法。另外，認知領悟也非常重要，正如下面這一則案例所說：

有一個人，妻子生了重病，過世前對他說：「我死後，你不能去找別的女人，否則我做鬼也要回來找你算帳。」

妻子死後四個月，他愛上了另一個女人，不久就和這名女子訂婚，準備再婚。自從訂婚那天起，亡妻的鬼魂每晚都到夢中來騷擾他，罵他移情別戀，不守諾言。

亡妻的鬼魂對他和準新娘間的種種，譬如他送她什麼禮物，對她講了什麼話等都無不知曉，而且大加奚落。他變得既害怕又煩惱，於是去求教一位禪師，請他指點迷津。

禪師在瞭解整個情況後，說：「你的妻子死後變成了精靈鬼，對你的一舉一動都瞭若指掌，你應該表示佩服才是。不過，下次她再來時，你不妨和她來個君子協定：既然她如此神通，就請她回答你一個問題——你隨手抓一把黃豆，問她你手裡究竟有幾粒黃豆。如果她答對了，那你就決定遵從她的要求，和那女人解除婚約，以後也絕不再娶。如果她答不出，那你自己自然明白，她以後也就不會再來騷擾你了。」

當天晚上，女鬼果然又再度出現於夢中，他依禪師交待先誇獎她一番，然後提出他的君子協定，抓起一把黃豆，問：「妳既然什麼都知道，那麼說說看我手裡究竟有多少顆黃豆？」

此時，女鬼好像失去了法力，無法回答這個問題，結果就消失了，以後也不再出現。

男子放下他心中的巨石，不久就順利再婚。

該禪師什麼也沒說，甚至連鬼的真假都沒提，只是提供了一個巧妙的途徑，讓當事者明白：女鬼只知道他自己知道的事情，自己不知道的事情女鬼也不知道。這有點像現代心理治療師告訴當事人：「夢中出現的亡妻鬼魂其實是他移情別戀的罪惡感投射。」在領悟了事情真相後，原來的害怕、煩惱自然就會消退。正如五祖弘忍禪師所說：「不識本心，學法無益，若識自本心，見自本性，即名丈夫、天人師、佛。」

道樹禪師更絕，採用了「以不變應萬變」的方法：

道樹禪師在三峰山蓋了間茅屋住，陸陸續續有人追隨他修行。

當時，有個不知從哪裡來的怪人，穿著樸素的衣服，言談詭異，還經常表演神通變幻的本事，例如他可變化成佛、菩薩、羅漢、天神的面相，也可以放出異光，發出美妙的音樂。追隨道樹的弟子，都覺得這個人高深，有人甚至在內心懷疑：「到底是師父的功夫厲害，還是這個野人厲害？」

這野人足足熱鬧活動了十年，卻突然消失不見，從此無聲無息。

道樹對弟子們說：「野人有神通，可以變化各種幻景來迷惑世人，但只要老僧我不見不聞，就不受影響。他的把戲再多也有耍完的時候，而我的不見不聞卻永遠用不盡啊！」

《金剛經》說：「不可以三十二相得見如來。」又說：「凡見所有相，皆是虛妄。」野人有再多的佛菩薩變化，不過是一場虛妄。文中的「不見不聞」並不是他關閉了五官知覺，如果是這樣，就是一種逃避行為；而是指道樹的心安住於諸法實相，如實「觀照」外境種種色聲香味觸法，而不起「妄念」。有些類似禪語「如龜藏六」，「該縮頭的時候就縮頭！」有如下面這則禪學故事所說：

從前，釋尊在舍衛國敗園精舍弘法利生。有一個修行道人在河畔的樹下修行了十二年。雖然他修行了這麼久，始終不能除去貪慾的念頭，心思散亂，沉迷在六根（眼、耳、鼻、舌、身、意）的慾念裡。

一天，釋尊看見機緣成熟，應該去拯救那個修道者了，便化身為一個和尚走到河畔，同那個修道者一起在樹下住宿。

那是個月明星稀的夜晚，河裡爬出一隻烏龜來，剛好有一條野狗饑餓地走來。野狗一眼瞧見烏龜，心中暗喜，毫不遲疑地採取行動，張大嘴巴準備吞下那隻烏龜。

烏龜吃了一驚，頭尾四腳立刻縮進龜甲裡去。野狗焦急地用鼻孔嗅著眼前的烏龜。左思右想，毫無辦法，最後失望地慢慢離去。

烏龜見野狗走遠了，才安心地伸出頭腳和尾巴，逃過了一場劫難。

兩人目睹這一幕，修道者對身旁的釋尊說：「那隻烏龜因為有鎧甲保護生命，野狗才不能得逞。」

「不錯，人難道不如這隻烏龜嗎？世人不懂世間無常，貪圖六根的慾念，這就給外魔以可乘之機。外魔會趁機破壞人身，摧毀精神，使人陷入生死輪迴。其實，一切苦惱，全由自己的內心而起，我們應該適時地抑制它啊。」

修道者聽見釋尊的話，立刻斷除了慾念，方修得正果。

《鈴木大拙說禪》中的一則故事把「以不變應萬變」的方法描述得更為生動：

一個樵夫在山裡不停地砍樹，忽然一個叫「悟」的動物跑了出來，這是在村子裡見不到的非常稀奇的生物，樵夫想生擒牠，動物看透了他的心，說：「你要生擒我。」樵夫嚇了一大跳，還沒說出話來，動物又說：「喂，你為我看透心靈的能力而吃驚。」樵夫越來越驚愕，想一斧子把牠打倒。於是，「悟」又叫道：「啊，你要殺我。」樵夫這下完全驚慌失措了，感到要收拾這個不可思議的動物是不可能的，因此想繼續自己的工作。可「悟」還是不放棄，繼續窮追不捨：「喂，到頭來你還得放棄您的念頭。」樵夫不知自己應該怎麼辦，更不知該怎樣處理這個動物，到頭來他對這事情沒有一點辦法了，於是他拿起了斧子，不再把「悟」放在心上，又開始用盡力氣一心一意地砍樹。在這期間，斧頭偶然從斧柄上飛了出去，把牠打死了。無論這隻動物具有怎樣讀心的智慧，到頭來還是沒有看透無心之心。

「我」在哪裡

屋外淅瀝地響著。鏡清禪師問他門下的僧人說：「外面是什麼聲音？」

當時，雨聲大作，僧人說：「是下雨聲。」

鏡清禪師說：「眾生顛倒，迷己逐物。」

僧人一愣，便又問：「老師，那應該怎麼感覺才對啊？」

鏡清禪師說：「我就是雨聲！」

眾生痛苦是因為存在「二元對立」思維，「自我感」過於強烈。鏡清禪師所說的「我就是雨聲」，旨在打破學人的「主客」對立。這在禪學典籍中隨處可見，例如：

陸宣大夫請教南泉禪師：「僧肇禪師說過『天地與我同根，萬物與我同體』，不知這是何意？」

南泉指著庭院裡的牡丹花，說：「一般人看到這朵花，就好像在夢中。」

南泉的意思是說：一般人因為有主客之分、花我之別，故在看一朵花時，對花的看法就好像做夢般並不真切；但花其實是與自己是同根而一體，不應有所分別，我就是花，花就是我。這就是「無我」，類似於「入神」的狀態。正如詩人艾略特所說：「聽音樂聽得入神時，耳中已經聽不到音樂，而是隨著音樂的流動，你本身也化為音樂。」

處於「無我」狀態時，當事人會全心全意地融入於當下的經驗裡，與所經驗的事物合而為一，不再有所分別。用印度奧修的話說，就是：「當一朵花綻放，我就跟著它綻放；當太陽升起，我就跟著它升起。在我裡面，使人們分開的自我已經不復存在，我的身體是自然的一部分，我的人是整體的一部分，我不再是一個分開的實體。」這是一種美妙的體驗，也正是莊子所說「天地與我並生，萬物與我為一」的意思。

我們害怕失眠、害怕失敗、害怕丟人、害怕生病的根本原因就在於我們執著於「我」。當悟到了「無我」，也就不會有恐懼。下面看一段日本禪師時宗與佛光的對話：

時宗問：「我們生涯的大敵是膽怯，怎樣才能避免膽怯呢？」

佛光說：「切斷這病的由來。」

時宗問：「這病從哪裡來的呢？」

佛光說：「從時宗自身而來。」

時宗問：「膽怯是諸病中我最憎恨的，怎麼會從我身上來呢？」

佛光說：「當你拋棄了你所抱有的『時宗』這一自我的時候，你感覺怎麼樣呢？待你完成了這件事後，再來見我吧。」

時宗問：「如何才能完成呢？」

佛光說：「切斷你的一切妄念思慮。」

時宗問：「怎樣才能切斷我的諸種思念和意識呢？」

佛光說：「坐禪，而且要澈底切斷屬於時宗自身的一切思念之源。」

時宗問：「需要我照顧的俗事太多，我很難有冥想的時間。」

佛光說：「無論參與何種俗事，你都把它當作你內省的機會來受理。有一天你也許會悟到你內在的『時宗』是誰。」

對於「無我」的價值，我們借助西班鬥牛士凡．貝魯門德的鬥牛經驗來進行說明：

猛牛一出來，我迎了上去，在與牛鬥第三個回合時，觀眾站了起來，我聽到他們「哇」地叫了起來。而我怎麼樣了呢？忽然間我忘記了觀眾，忘記了其他的鬥牛士，忘記了我自己，甚至連作為對手的牛也忘記了。我像以前在圍地和牧場的夜裡，經常獨自與牛相鬥一樣，開始戰鬥。像在黑板上描繪圖案一樣，這是精確的戰鬥。

據說，那天我揮舞著斗篷和鬥牛棒，退避攻擊，形成許多令人驚歎的場面，對那天下午來觀看的人來說，是一種有關鬥牛術的天啟。我不知道這些，我已經沒有判斷力了，只不過是堅信我應該這樣鬥牛。除了相信我正在做的以外，我沒有任何思慮。在最後的階段，我已意識不到觀眾是否存在，此身此魂，完全融化在「鬥」這純粹的歡樂之中，於是我得到了最初的成功。在故鄉，我獨自與牛相對的時候，我經常和牠們說話。那天午後，我也和牛進行了長時間的對話。我的鬥牛棒不斷地描繪著我鬥技的波紋，與此同時，我不斷地和牛對話。此外，當我不知如何是好的時候，就跪在牛的角下，把臉靠近牠的鼻尖。

「喂，小傢伙，來頂我呀！」

我又站起來，在牛鼻子底下舞著鬥牛棒，繼續獨白，像是在鼓勵牛繼續突擊。

「在這兒呢，小傢伙，加把勁前進吧！沒事！喂！來吧！來吧……能看見我嗎？小傢伙，怎麼了？疲倦了嗎？喂！來吧！來頂我！不要那樣膽小嘛！來頂我！」

我的鬥技正在形成爐火純青的意境，我總是在夢中詳盡地夢見擊鬥，揮舞出的每一條線都像數學一樣精確地描繪出來，而夢中的鬥牛經常以不幸告終。因為在最關鍵的時刻，牛總是準確無誤地絆住我的一隻腳，如此的悲劇結局所提示的是：在潛意識中，我承認在最後一擊之際，我的本領中有僥倖的因素。儘管如此，我仍然繼續實現著我理想的擊鬥，我置身於牛的兩角之間，觀眾的呼喊猶如遙遠的細語，而且也終於像夢中見到的一樣，牛絆住了我，我的腿受傷了。我陶醉於忘我之迷狂中，幾乎沒注意到這些，在最後一擊之際來臨之時，牛倒在了我的腳下。

去死一回吧

有一個和尚問：「我修行到了這一地步，就難以再前進，請問毛病出在哪裡？」

大慧禪師說：「你的毛病，良醫也束手無策。怎麼說好呢？別人是死了活不成，你卻活了未曾死。要得到大安樂，你得去死一回才行。」

大慧禪師勸和尚「去死一回」，似乎並不是要他「了生死」，看破一切，自求解脫，而比較接近西方存在主義者所說的「死亡，讓我們碰觸自身的根本」，逼和尚去思考存在的根本問題。正如哲學家叔本華所說：「如果能夠善用機會的話，死亡實是意志的一大轉機……死亡是從偏狹的個體性解脫出來的瞬間，而使真正根源性的自由得以再度顯現……看破此中玄機的人，便可欣然、自發地迎接死亡。」

有一個和尚問：「關於生死大事，請師父為我開導。」

僧密禪師說：「你什麼時候死去過？」

和尚：「弟子不懂，請師父開示。」

僧密：「不懂，你去死一次就懂了。」

死亡能讓人頓悟生命之無常、貪戀執著之可笑、今是昨非……

一個人在從車禍意外或心臟病突發「死裡逃生」後，最容易有這種頓悟的感覺；當至親好友突然死亡時，自己多少也會跟著「死了一次」，回頭猛省。正如奧古斯丁說：「唯有面對死亡之時，一個人的自我才真正誕生」，柏拉圖也說：「我們無法對自己的靈魂深處說謊」。直面死亡不僅不會帶來毫無意義的人生，令人陷入絕望，相反會引發覺醒體驗，令人更加完美地活著。

例如，馬丁·路德在青年時代，就有過這種經驗：有一天，他跟一群朋友走在路上，忽然一道雷電自空中劈下，馬丁·路德死裡逃生，但雷電卻擊中他身旁的一位好友，當場斃命。這次經驗使他頓悟生命的無常，他熱切投身宗教活動，提出宗教改革的思想，影響至今。

在托爾斯泰的小說《伊凡·伊里奇之死》中也有類似故事：

傲慢、狹隘、自私的中年官員伊凡·伊里奇得了絕症，疼痛一直折磨著他。當死亡臨近時，他才意識到自己將全部人生都用來追求名譽、聲望和金錢，借此逃避死亡必將到來這個不爭的事實。伊凡·伊里奇開始對那些毫無根據地說他會康復的人充滿憤怒，他們還要讓他這一生的錯誤繼續下去。

在和自己的內心深入交談之後，他清楚地意識到：他死得如此糟糕，正是因為他活得如此糟糕。他的整個人生都錯了。為了逃避面對一死，他竟然沒有讓自己好好活過。他覺得自己的人生就好像平時坐在火車車廂裡，當他以為自己在前進時，卻是在倒退。現在，他終於開始真正覺知到自己。

隨著死亡逐漸逼近。伊凡．伊里奇發現自己其實還有時間。不僅是他，所有的生命都會面臨死亡。他發現了自己的同情心，那股來自心靈深處的全新感受。伊凡對他人懷著溫柔：當小兒子親吻他的手時，當僕人充滿關愛地照料他時，甚至，對他年輕的妻子，伊凡也第一次感受到了那份柔情。他對他們充滿了愧疚，為他曾經帶給他們痛苦感到愧疚。最終他沒有在疼痛中死去，而是在充滿愛心的愉快之中安然闔眼。

因此，大慧禪師和僧密禪師提出的「去死一回」頗具深意。正如印第安唐璜所說：「當你覺得不耐煩時，請轉向你的左邊，死亡會給你一聲忠告。」當我們為小事而痛苦時、當我們覺得無聊時、當我們為健康而焦慮時，該當試做點有意義的事了。下面再以一則禪學故事來說明「好好活著」的問題：

大熱天，禪院裡的花被曬萎了。「天哪，快澆點水吧！」小和尚喊著，接著去提了桶水來。

「別急！」老和尚說：「現在太陽大，一冷一熱，非死不可，等晚一點再澆。」傍晚，那盆花已經成了「梅干菜」的樣子。

「不早澆……」小和尚咕咕噥噥地說：「一定已經死透了，怎麼澆也活不了了。」

「澆吧！」老和尚指示。

水澆下去，沒多久，已經垂下去的花，居然全站了起來，而且生意盎然。

「天哪！」小和尚喊：「它們可真厲害，憋在那兒，撐著不死。」

「胡說！」老和尚糾正：「不是撐著不死，是好好活著。」

「這有什麼不同呢？」小和尚低著頭。

「當然不同。」老和尚拍拍小和尚：「我問你，我今年八十多了，我是撐著不死，還是好好活著？」

晚課完了，老和尚把小和尚叫到面前問：「怎麼樣？想通了嗎？」

「沒有。」小和尚還低著頭。

老和尚嚴肅地說：「一天到晚怕死的人，是撐著不死；每天都向前看的人，是好好活著。得一天壽命，就要好好過一天。那些活著的時候天天為了怕死而拜佛燒香，希望死後能成佛的，絕對成不了佛。」

說到此，老和尚笑笑：「他今生能好好過，都沒好好過，老天何必給他死後更好的生活？」

你想多了

日本鎌倉時代，有位真觀禪師，許多人向他詢問一些難題，他一一接見，卻很少答覆。

有一天，一位五十多歲的老修行人問他：「我自幼研究天臺思想，但有一點我始終不能瞭解。天臺宗認為：草木畢竟成佛。在我看來，這是非常奇怪的說法。」

真觀看了他半晌，一個頭已泛白的人，還在被與自己不相干的問題困擾著。「討論草木如何成佛，對你有何益處？」真觀銳利的眼神透入對方的心裡，「你應該知道的是你自己如何成佛。你有沒有想過這點？」

老修行人訝異地說：「奇怪，我從來沒有那樣想過。」

真觀說：「那就回去好好想一下吧！」

精神官能症患者有很多無謂的紛擾和煩惱，都是因為他們太有「見識」了，把問題想得太「深奧」了。又如：

密度和尚隨法閑禪師修行。有一天，法閑手裡拿著一炷香，繞著密度的禪床走了一圈，反手將香插進香爐裡，然後問密度：「和尚，你說這是什麼意思？」密度接連說了幾個看法，但法閑都說：「不對。」

兩個月後，密度實在忍不住，又問：「那是什麼意思，請師父老實告訴我吧！」法閑說：「我只是將香插進香爐裡而已，你自己懷疑個什麼勁？」

別想太多了，回到當下來吧！正如《聖經》所說：

「何必為衣裳憂慮呢？你想田野裡的百合花怎樣長起來？它也不勞苦，也不紡織。然而我告訴你們，就是所羅門極繁華的時候，他所穿所戴的，還不如這一朵野花哩！所以不要為明天憂慮，因為明天自有明天的憂慮……」

活在當下

趙州問僧人：「你一天看多少佛經？」

僧人說：「七、八卷，或者十卷吧！」

趙州就說：「你還不會看佛經。」

僧人以為趙州嫌他看經的速度太慢，所以反問趙州：「和尚一天看多少經？」

趙州說：「老僧一天只看一字。」

趙州永遠活在當下，所以只看眼前那一個字。曾遇一精神官能症者，高中學生，經常在讀書時頭腦中出現「來不及完成作業了，書看不完了……」結果注意力不能集中在眼前的內容上，目光不斷在上一行和下一行移動，字也越寫越糟糕。後來他故意用非常慢的速度閱讀課文，有時像唱戲文一樣去唱一句話。大約花了半個月左右的時間，將自己的問題解決了。

曾有報導，說有一群愛吃辣椒的老饕，一再要求老闆做出更辛辣的麵，老闆受到激勵，不斷改良，最後推出一種號稱「天下無敵麻辣麵」的絕活。結果只有三個人透過考驗，可以一口氣將「天下無敵麻辣麵」吃到肚子裡。據說，此麵一入口，從嘴一直熱滾滾、火辣辣到喉嚨、食道，乃至五臟六腑像火爐一般熱騰騰，不是一般人可以承受的了。第一位吃完「天下無敵麻辣麵」的老饕說：「我永遠只吃眼前一小口麵，不知不覺就吃完了！」他又補充說：「絕對不能想已經吃了多少辣麵了，也絕對不能去想還有多少還沒吃，一想就會立刻破功，當場辣倒。」這可能是活在當下最好的注解。類似的例子在禪學中非常之多。例如：

蘇東坡在杭州時，常與佛印禪師來往。有一天，蘇東坡遊山玩水時，在九里松遇到佛印，兩人就攜手同遊。

東坡見到一座山峰高峻陡峭，問佛印：「這是什麼山？」

佛印說：「這是飛來峰。」

東坡開始打機鋒說：「為什麼不飛走呢？」

佛印說：「一動不如一靜。」

東坡說：「如果要靜，當初何必要飛來？」

佛印說：「既然來則安之。」

有一精神官能症患者曾經的工作是做模具，後來聽說金融裡的期貨好做，能賺錢，就到上海去專門學習。當真正開始操作時，又害怕失敗，把血本都虧了，還不如做老本行模具穩當呢。可是回頭重操老本行吧，又覺得賺不了錢，不甘心。就這樣，一年來啥也沒幹，整天在頭腦中盤算著「以後做啥工作」，並患上了失眠。

如何解決呢？回到當下正在做的事即可。正如湯瑪斯．默頓曾給一個年輕的活動家提出建議：「不要依賴對結果的期望……你可能要面臨的事實是，即便不出現同期望相反的結果，你的工作也可能顯得一文不值，甚至沒有任何結果。當你習慣了這個想法，你會開始越來越關注工作本身的價值、正義和真理，而不是結果。」下面這則故事也反映了這一思想：

有人請桂琛禪師到地藏精舍開堂說法。他到了後，只管天天和僧徒種田幹活。

有一天，一個別宗的和尚來見他，桂琛問：「你們那裡的佛法怎麼樣？」

和尚說：「天天討論，而且討論得轟轟烈烈。」

桂琛說：「我們這裡，天天只管種田吃飯。」

和尚不解，問：「你們這樣，怎麼能解脫？」

桂琛說：「什麼是解脫？」

現代心理學告訴我們，這是一個焦慮的年代、憂鬱的社會，人人渴望解脫。正如伯特蘭．羅素所說：「人類還從來沒有過像今天這樣如此多的憂慮，也從來沒有過為如此多的原因而憂慮。」如果我們能以「初心」來對待日常事物，還會有那麼多焦慮嗎？正如：

有人問：「要用什麼功夫來修行？」

黃檗無念禪師說：「不要打妄想。」

又問：「什麼是妄想？」

無念說：「尋找方法來修行。」

又問：「怎麼才能無事心安？」

無念說：「對每天處理的大事、小事、瑣事，都不起厭棄的心，也不以為疲累，失去耐性。任何事情來了都以初次面對的心情來對待，這就是真正無事心安的人。」

黃檗無念的意思是「當下即是一切」，下面這則寓言故事也正好表達了這一意思：

一個美國商人坐在墨西哥海邊一個小漁村的碼頭上，看著一個墨西哥漁夫划著一艘小船靠岸。小船上有好幾尾大黃鰭鮪魚，這個美國商人問漁夫要多少時間才能抓這麼多？墨西哥漁夫說，才一會兒功夫就抓到了。美國人接著問道，你為什麼不待久一點，好多抓一些魚？墨西哥漁夫覺得不以為然，這些魚已經足夠我一家人生活所需啦！

美國人又問：那麼你一天剩下那麼多時間都在幹什麼？墨西哥漁夫解釋：我

呀？我每天睡到自然醒，出海抓幾條魚，回來後跟孩子們玩一玩，再跟老婆睡個午覺，黃昏時再到村子裡喝點小酒，跟哥兒們玩玩吉他，我的日子過得可充實又忙碌呢！

美國人不以為然，幫他出主意，他說：我是美國哈佛大學企管碩士，我倒是可以幫你忙！你應該每天多花一些時間去抓魚，到時候你就有錢去買條大一點的船，再買更多漁船。然後你就可以擁有一個漁船隊。然後你可以自己開一家罐頭工廠。如此你就可以控制整個生產、加工處理和行銷。然後你可以離開這個小漁村，搬到墨西哥城，再搬到洛杉磯，最後到紐約。在那裡經營你不斷擴充的企業。

墨西哥漁夫問：這又花多少時間呢？美國人回答：十五到二十年。

然後呢？

美國人大笑著說：然後你就可以在家當皇帝啦！時機一到，你就可以宣布股票上市，把你的公司股份賣給投資大眾。到時候你就發啦！你可以幾億幾億地賺。

然後呢？

美國人說：到那個時候你就可以退休啦！你可以搬到海邊的小漁村去住。每天睡到自然醒，出海隨便抓幾條魚，跟孩子們玩一玩，再跟老婆睡個午覺，黃昏時，到村子裡喝點小酒，跟哥兒們玩玩吉他囉！

墨西哥漁夫疑惑地說：我現在不就是這樣了嗎？

人的一生，到底在追求什麼？

你追求什麼，人生的價值是什麼，對於世界每一個角落的人都永遠是沉重的話題。不過永恆的真理就是「把當下之一刻活好」。下面再舉一例：

有一晚，五祖法演與三位弟子在涼亭聊天，等到回去時，油燈也燒盡了，五祖法演從黑暗中傳來聲音說：「每個人都對此情此景下一轉語。」

佛鑒曰：「彩鳳舞丹霞。」意思是：雖然夜色茫茫，但是已悟的人內心自有光明照耀前路，依然自由自在，宛如彩鳳悠遊於美麗的晚霞。

佛眼曰：「鐵蛇橫古路。」意思是：黑色的鐵蛇擋在古路上，這解脫之路並不好走啊！有條鐵蛇一夫當關，萬夫莫敵！可是，鐵蛇乃是有外型而無實質內涵的假貨，就像龜毛鬼角一樣子虛烏有。這個阻礙，似有實無，在悟者眼中，大道寬坦，毫無羈絆。

佛果曰：「看腳下！」意思是：「注意腳下！」

五祖法演讚歎說：「以後我們禪宗會死在克勤（即佛果）的手上啊！」

在漆黑的夜路，師徒要回家，手上的燈火又熄滅了。

這個意象，不就是精神官能症患者的人生寫照嗎？象徵著人們在黑暗中尋找回心靈家鄉的路。不管有多痛苦，當務之急是把當下之事做好。正如愛默生所說：「與當下內心相比，身前身後之事皆是浮雲。」

順其自然和保持平常心

僧人問大安禪師：「黃巢大軍來時，和尚躲到什麼地方？」

大安說：「就躲在五蘊山中。」

僧人說：「如果被亂軍捉到了，該怎麼辦？」

大安說：「就跟黃巢玩鬧一場。」

「黃巢軍來」，指的是煩惱、妄想來了。大安說：「躲在五蘊山中。」意思是人就是五蘊和合的五蘊山，本來就在五蘊山中，有什麼好躲的呢？所以，大安表達的是「順其自然」的意思，煩惱來時就任他來吧！不要逃避。本來就沒有煩惱這玩意兒，有的只是世人所謂煩惱的執著、概念而已。此外，大安還提醒我們，「就跟煩惱玩鬧一場」，不要把煩惱、妄念當作敵人而跟他廝殺，而是與煩惱共舞，與妄念共枕。

有人問：「什麼是平常心？」

景岑禪師答：「想睡就睡，想坐就坐。」

對方說：「學生無法領會。」

景岑又說：「熱了就去乘涼，冷了就去烤火。」

這就是平常心，簡單明瞭。如果再加上一句：「不想睡就不睡，不想坐就不坐」，就更好了。它也正是馬祖禪師所說的「無造作、無是非，無取捨，無斷常，無凡無聖」，熱了乘涼，冷了烤火，「在無足輕重的社會裡，無足輕重的事件中，做個無足輕重的人，過平平常常的生活」。與愛麗絲．沃克所言的「無須期待，隨緣且喜」也頗為一致。但如果你一開始「想」，那就「不平常」了。正如：

有一天，趙州和尚問南泉禪師：「什麼是道？」

南泉說：「平常心是道。」

趙州問：「道可以追求嗎？」

南泉說：「當你想要追求它時，就離它越遠了。」

平常心就是無所用心，而追求就是用心。許多精神官能症患者在遇到考試、升遷、競賽等不平常的時刻，心就跟著不平常起來，此時如果一再告訴自己「不要緊張，什麼都不要想」，這就太過「用心」了，反而會讓人更加緊張。對焦慮症患者來說，命令自己什麼都不想（不起一念）是沒有用的，因為「什麼都不想」是努力在壓抑，那也是一種用心，結果就是越想「什麼都不想」，就越會胡思亂想。百丈禪師對順其自然和保持平常心說得更為深刻：

有個和尚問：「弟子受戒後，身口清淨，諸惡不做，眾善奉行，這樣能夠得到解脫嗎？」

百丈答：「只能得到部分解脫，還不能澈底解脫，因為你的心還沒有解脫。」

和尚又問：「要怎樣才能讓心得到解脫？」

百丈答：「不刻意求佛，不妄求知解，超越垢淨等二元對立，無所求，乃至連無求的念頭也消除，才可以得到心的解脫。既不畏懼地獄之苦，也不喜愛天堂之樂，不受一切法拘束，才可以稱為真正的解脫無礙。」

真正的解脫是心的解脫，澈底的解脫是「不刻意」、「不妄求」、「既不畏懼地獄之苦，也不喜愛天堂之樂」，也就是森田正馬博士提出的「順其自然」、「為所當為」。

擺脫完美主義

有位剛到不久的僧人，神氣地對趙州說：「我從長安出發，一路上橫挑拄杖，一直走到這裡，沒有撞到一人。」

趙州立刻回他一句：「那是因為你的柱杖太短！」

僧人無言以對。

僧人說話的口氣自大，意思是他從長安到趙州，沒有遇到一個像樣的禪師。為什麼他沒有看出人人都是一尊佛呢？為什麼他一開口就說別人都不行呢？這是他強烈的「法執」和強烈的「我執」導致的刻板思維和刻板行為。用現代心理學的話說，就是「完美主義」作祟。因此，趙州不得不當頭棒喝，「是你的柱杖太短」，意思是說你自己有問題。下面這個希臘神話說的也是這個意思：

> 普羅克拉斯提斯是希臘神話中的惡霸，常把旅客引誘到他的住所，迫使他們睡在一張鐵床上。
>
> 如果鐵床比旅人的身材還長，他就用力把旅人的頭腳拉長。
>
> 如果旅人的身材比鐵床長，他就用刀斧把旅人的頭腳砍成鐵床的長度。
>
> 所以睡過他的鐵床的旅人，幾乎不是死於非命，就是少了半片頭，斷了半條腿，很少有人全身而退。

來參訪的僧人正是由於心中有一張「普羅克拉斯提斯的鐵床」，所以看其他人都不行。在許多精神官能症患者的心中，也有一張「普羅克拉斯提斯的鐵床」，他們看世界不順眼，看別人不順眼，甚至看自己也不順眼，於是拿起理智思維言語的刀斧把世界砍成碎片，把別人砍成缺手缺腳的圓木，來符合自己心中不可更改的鐵床。部分強迫症患者就是這樣，他們看什麼都是髒的，須要洗手洗到一定的次數；走路一定要走幾步停一下，不然得回頭重新走，有些人還一定要先邁左腳；房子裡的東西必須按固定的方式擺放……下面這則故事就是這種情況的精確寫照：

教長在野地捉到一隻顴鳥，他非常不欣賞這隻怪鳥的模樣，他對鳥說：「你看起來一點都不像是鳥，讓我來幫助你。」

然後他撥出彎刀，迅速將鳥嘴與長腳剁掉。

他開心地說：「就這樣，現在你像鳥了！」

不幸的是，這隻被整形手術改造成教長心目中像鳥的鳥，立刻一命嗚呼了。

精神官能症者如果想擺脫心中的「完美主義」，就不要給自己和世界貼標籤，正如下面對話所示：

秀才問：「佛不會違背眾生的願望，對不對？」

趙州說：「對的。」

秀才說：「我想要和尚手上的拄杖，可以嗎？」

趙州說：「君子不奪人所好。」

秀才說：「我不是君子。」

趙州說：「我也不是佛。」

加諸身上的任何標籤，身分定位，其實都是通往解脫之道的絆腳石。只要不給自己貼標籤，不認同自己是某一個身分，自由就會翩然出現。如果認定自己是佛、是君子、是禪師、是……別人應該……這就有問題了。許多精神官能症者由於怕別人知道自己心理有問題，往往給自己貼上「我體質虛弱」、「我胃長期不好」、「我心臟不好」等標籤，而要求周圍的人遷就自己、照顧自己，結果越來越糟糕。

工作具有治療作用

無德禪師收了不少青年學僧，大家慕名而來跟他學禪，禪師叫大家所有一切都不准帶進山門。在禪堂裡，他要學僧「色身交予常住，性命付給龍天」，但學僧有的好吃懶做，討厭工作；有的貪圖享受，攀緣俗事。

無德禪師不得已，說了下面一段故事：

有一個人死後，神識來到一個地方，當他進門的時候，閻王對他說：「你喜歡吃嗎？這裡有的是東西任你吃。你喜歡睡嗎？這裡睡多久也沒有人打擾。你喜歡玩嗎？這裡有各種娛樂由你選擇。你討厭工作嗎？這裡保證沒有事可做，更沒有人管你。」

於是此人高高興興地留下來。吃完就睡，睡夠就玩，邊玩邊吃，三個月下來，他漸漸覺得有點不是滋味，於是跑去見閻王。並求道：「這種日子過久了，並不見得好，因玩得太多，我已提不起什麼興趣；吃得太飽，使我不斷發胖；睡得太久，頭腦變得遲鈍；您能不能給我一份工作？」

閻王：「對不起！這裡沒有工作。」

又過了三個月，這人實在忍不住了，又向閻王道：「這種日子我實在受不了了，如果你再不給我工作，我寧願下地獄！」

閻王：「你以為這裡是天堂嗎？這裡本來就是地獄啊！它使你沒有理想，沒有創造，沒有前途，漸漸腐化，這種心靈的煎熬，要比上刀山下油鍋的皮肉之苦，更來得教人受不了啊！」

許多精神官能症患者的生活跟上文處於地獄中的人狀況相差無幾。他們整天為失眠、軀體不適等症狀苦惱，並認為自己體虛，不能過於勞動。其實，安逸久了體能會下降，耐受挫折能力降低。我們每年都有數例不想上學的學生來接受諮詢，他們一到學校就出現頭痛、腹痛、失眠等症狀，在家休息時基本上沒有症狀。就這樣，他們不斷缺課，在家玩電腦、看電視、打電動……並且因身體不好而得到父母的特別照顧。有幾個父母接受讓孩子去勞動的建議：開始對孩子的症狀不聞不問，也不逼著上學，當然也不准在家閒著，而要求他們跟著自己天天到田間幹活。結果不到兩週，孩子不僅不抱怨身體不適，而且主動要求恢復學業。從此開始珍惜學校生活，與同學也能融洽相處。正如下面這則禪學故事所說：

韓國鏡虛禪師帶著出家不久的弟子滿空出外雲水行腳。滿空一路上嘀咕，嫌背的行囊太重，不時要求師父找個地方休息。鏡虛禪師不肯答應，始終精神飽滿地向前走去。一天經過一座村莊，有個婦女從家中走出，在前面走的鏡虛突然握住婦女的手，婦女尖叫了起來。婦女的家人和鄰居聞聲出來，以為和尚輕薄，齊聲喊打。身材高大的鏡虛禪師掉頭，不顧一切地奔逃。滿空背著行囊也跟在師父的後面飛跑。過了很久，跑過幾條山路，村人無法追上這師徒二人。在一條靜寂的山路邊，鏡虛停下來，回頭非常關心地問：「還覺得重嗎？」「師父，很奇怪，剛才奔跑時一點都不覺得行囊很重！」

與文中的弟子類似，精神官能症者很多時候不是沒有這個能力，只是迴避或者沒發現自己的潛能而已。我們臨床對大部分精神官能症病人都會給予運動的任務，並告訴他們：只要像健康人一樣地生活，你就能健康起來；不要總把自己當成病人，啥事也不做；不要認為得先消除症狀、改善情緒，然後再恢復到健康的生活，這樣做將永遠不可能有健康的生活；對情緒如何不要去理會，首先要像健康人一樣去行動，這樣，不好的情緒也就自然而然地變成健康的情緒了。下面這則真實事例進一步證實了工作的治療價值：

一九六一年，星雲禪師在雲林縣虎尾鎮念佛會主持佛七。益妙尼師前來，神色憂戚地告訴他：「恐怕您下次來就看不到我了。」星雲禪師問她為什麼，她說：「我染患大腸癌，醫生說我只剩下兩個月的生命……」星雲禪師當時也不知如何安慰才好，只是說道：「出家人應該把生死看淡，生死一如，不要老是掛念死，在有生之年，做些歡喜做的事、助人的事，做一日和尚撞一日鐘，其他的事不要想得太多。」益妙聽了之後收起悲哀的情緒，在雲林廣播電臺開闢《佛教之聲》節目度眾利生。每天半小時播佛教的節目，需要一千八百元左右，她就這麼「五塊錢、十塊錢」地到處奔波募捐化緣，好繳納《佛教之聲》節目的播出費。結果，二十年後，益妙尼師不但沒有往生，還臉上泛滿紅潤色彩，雲林廣播電臺《佛教之聲》節目不斷地給予聽眾莫大的信心和力量，而這位益妙尼師的生命也繼續在發揮著她的光和熱。

如果整天無所事事、憂心忡忡，可能會加重病情，促進死亡。例如下面一則故事：

相傳地獄裡的趙判官，奉閻王之命，到人間來告知世人的陽壽還剩多少。趙判官坐在路邊，手拿搖鈴，對著告老還鄉的甲說：「你的壽命只剩下三個月；三個月後我會到你的家中搖鈴，只要鈴聲一響，你就要隨我的引導而亡。」

趙判官又再搖鈴一聲，對著經商路過的乙說道：「你的壽命也是只剩三個月，三個月後我會到你府上搖鈴，在鈴聲中，你將隨我而亡。」

甲乙二人聞言，心生恐懼，忐忑不安。從此以後，甲每日憂傷煩惱，想到自己只剩下三個月的壽命，飯吃不下，覺也睡不好。每天只是看著自己所賺的錢財發愁，不斷地數著自己一生辛勞所積聚的財富，不知如何是好！而乙一想到自己還剩下三個月的生命，深覺人生苦短，即使擁有萬貫家財，於我又有何用？因此他廣行佈施，到處造橋鋪路，隨緣濟貧救困，如此一忙，竟然忘了自我。

當三個月期限一到，趙判官依約來到甲府，本來已因憂鬱煩惱、心神不寧，導致身體衰弱的甲，一看到趙判官，根本鈴聲都還沒響起，他就已經倒地而亡了。然而乙則因為行善佈施，造福鄉里，社區感念之餘，為表謝意，聯手贈送牌匾。一時鑼鼓喧天，熱鬧不已，因此任憑趙判官的鈴聲再響，乙某均未聽見，仍然自在地生活，深感為善最樂。

人往往是自己嚇自己

《百喻經》中有一則故事：

從前乾陀衛國有一班藝人，是逢饑饉之歲，於是到別處去覓求生計。途經婆羅柔佛巴魯，而這山中向來多惡鬼，如吃人的羅剎鬼之類。當時這幫藝人一起在山中過夜，山中風寒，就燃火而臥。有一位藝人覺得冷，就起來披上演羅剎用的戲衣，向火而坐。夥伴中有人一覺醒來，猝然看見火邊有一個羅剎鬼，竟不細察一下，爬起來就逃。於是驚動了其他同伴，全都逃奔而去。這時，那個穿羅剎衣的人不明就理也立即跟了上去。眾人見他在後面，以為要加害於他們，倍增恐懼，就越山渡河，投溝赴壑，身體都傷破了，委頓跌躓，疲憊不堪。直至天明，方才知道不是鬼。

世上本沒有鬼，鬼源自於人們內心的恐懼。大部分精神官能症患者亦如此，他們多半膽小怕事，也多半怕別的東西，有人怕黑，有人怕高，有人怕水，有人怕狗……至於怕苦、怕累、怕挑戰、怕失敗、怕失去……雖說與「怕鬼」的程度有些差異，但本質上都是相同的，皆是「恐懼死亡」。之所以會害怕，大部分時候是對這一事物或現象的不夠瞭解，是自己「妄心」所致。正如馬克．吐溫所說的那樣：「我的生活充滿可怕的惡運，可是其中大部分從未發生過！」

不僅鬼怪如此，人類社會的各種困難亦是，往往只是自己給自己設置障礙。又如：

很多年以前的一個晚上，在德國一所大學裡，一個十八歲的青年學生吃完晚飯後，照例做教授每天出給他的三道數學題。這個學生很有數學天賦，導師對他寄予了厚望，因此，在他完成固定作業之外，還會多給他另外幾道較難的題。一般情況下，這個學生會在三個小時內，把所有作業做完。

這一天，他像往常一樣，不到三個小時，就把固定作業做完了。可是，在多佈置的題中，最後一題寫在一張小字條上，要求用圓規和一把沒有刻度的直尺，畫出正十七邊形。

學生也沒有特別在意，只是埋頭做題。幾個小時過去了，卻找不到解答方法。他想：也許是導師看到我每次做題都很順利，就故意給我增加一些難度吧。越是困難，他越想破解這道題目。他拿著圓規和直尺，一邊畫一邊想著各種可能的思路，一直持續到天亮。最後，這道題終於被解開了。

學生拿著自己的作業，來到導師的辦公室。他內疚地對導師說：「您給我的最後一道題，我做了整整一個晚上才解答出來。對不起，我辜負了您對我的期望。」導師接過他的作業一看，驚呆了，問道：「這是你昨天晚上做出來的？」「是啊。可是我很笨，竟然花了整整一個晚上的時間。」

導師讓學生坐下，取出圓規和直尺，讓他當面在紙上再畫一個正十七邊形。學生很快就畫了出來。這時，導師激動地說：「你知道嗎？你解開了一個有兩千多年歷史的數學懸案。這道題，阿基米德沒有做出，牛頓沒有解出。你竟然在一個晚上就把它解答出來了！你真是個天才。我也在研究這道題目，昨天給你留題時，我一不小心把寫這道題的小字條夾在了給你的作業裡。」

很多年後，這個學生回憶那件事情時，總是說：「如果有人告訴我那是一道兩千年沒有解開的題目。我不可能在一個晚上把它解決。」

這個學生就是數學王子高斯。

許多精神官能症患者因「自卑感」和「不安全感」作祟，處處覺得自己不如人，外界充滿恐懼。詩人臧克家的詩句：「一萬支暗箭埋伏在你的周邊，等候著你一千次小心中一次的不檢點」，可以視為這類患者心理衝突的一種描寫，他們時刻在為過去和未來擔心：門窗關好了沒有？瓦斯關好了沒有？自來水龍頭關緊了沒有？手洗乾淨了沒有？被鄰居家的狗碰了一下小腿會不會得狂犬病……導致反覆地檢查和迴避，進一步增加「恐懼心理」。

如何治療呢？下面以泰國著名禪修大師阿姜查自我治療的例子來說明：

夜幕低垂時，我沒有其他的事了。若我試著跟自己講道理，我知道自己一定不會去，因此抓了一位白衣（指一位在家人、平民）就這麼去了。

「該是瞧瞧你的恐懼的時候了，」我對自己說：「若我的死期已到，那就讓我死吧！若我的心這麼冥頑不靈，就讓它死吧！」我如此暗想著。

事實上，我心裡並非真的想去，但我強迫自己去。若要等到所有事情搞定才去，你將永遠也去不成。因此，我義無反顧地去了。

那位白衣希望能緊鄰著我搭傘帳，但我拒絕了，讓他與我保持一段距離。其實我心裡是希望他能靠近一點，陪伴並支持我，但是我沒有這樣做。

「若它如此恐懼，那讓它今晚就死了算了！」我挑戰自己。雖然很害怕，但我也有勇氣，反正人生難免一死。

天色逐漸變暗，我的機會來了。哈，我真幸運！村民正好帶來一具屍體。我嚇得連踩在地上的腳都感覺不到，恨不得立刻離開。他們希望我做一些葬禮的誦念，但我無法答應，於是就走開了。

過了幾分鐘，等他們離開後，我再走過去，發現他們將屍體葬在我的傘帳旁，並將抬屍體用的竹子做成床好讓我睡。

現在我應該做什麼呢？村子距離這裡並不算近，至少有兩、三公里遠。

「好吧！若我會死，我就死。」

若你不敢去做，則永遠不會知道它是怎麼一回事，那真的是一種寶貴的經驗。

隨著天色越來越暗，我不知在墳場可以往哪裡跑。

「哦，讓它死吧！人生到這世上來，總難免一死。」

太陽西沉，夜色告訴我應進入傘帳裡，我完全不想行禪，只想待在傘帳裡。每次我嘗試走向墳場，似乎就有東西將我拉回，阻止我往前走，彷彿是我的恐懼正在與勇氣拔河一樣。但我還是得往前走，你必須這樣訓練自己。

我坐在傘帳裡，徹夜觀察身體。我沒有躺下或打瞌睡，只是靜靜地坐著。我是如此恐懼，即使想睡也無法入睡。是的，我害怕，不過還是盡力做。我徹夜打坐。

然後，大約晚上十點左右，我背對著火打坐。我不知那是什麼，但從背後的火堆傳來一陣拖著腳走路的聲音。是棺材剛好垮下來嗎？也許是野狗在咬屍體？但又不像，它聽起來更像是一頭水牛在緩緩地走動。

「啊！別管它……」

但它接著朝我走來，好像是一個人！聲音靠近我的背後，步伐沉重，像頭水牛，但又不是。在聲音靠向前移動時，樹葉在其腳下沙沙作響。好吧！我只能做最壞的打算，我還能去哪裡呢？但它並未真的走近我，只是轉了一圈就往白衣的方向走去，然後一切重歸寂靜。我不知那是什麼，但恐懼讓我做了許多可能的猜想。

我想大約過了一個半小時左右，那腳步聲又開始從白衣的方向走過來。就像是人一樣！這次它直衝向我，好像要將我轉過去一樣！我閉上眼睛，拒絕睜開。

「我要閉著眼睛死去。」

它越來越近，直到一動也不動地停在我的面前。我感覺它那燒焦的手似乎在我緊閉的雙眼前來回揮動。啊！真的是它！所有的一切都被我拋到腦後，忘了頌持Buddho、Dhammo、Sangho（佛、法、僧），腦袋裡一片空白，內心中滿是恐懼，除了恐懼，沒有其他。

打從我出生以來，不曾經歷過如此的恐懼。Buddho與Dhammo消失得無影無蹤，我不知道它們在哪裡，只剩下恐懼充塞在胸膛，直到它彷彿像一張繃緊的鼓皮。

「算了，就隨它去吧！我不知道還能怎麼辦。」

我彷彿凌空而坐，只注意正在發生的事。恐懼大到淹沒了我，猶如裝滿水的瓶子。若你將水裝滿瓶子，然後想再多倒一些，水就會溢出瓶子。同樣地，我的心已裝滿了恐懼，開始流溢出來。

「我究竟在害怕什麼？」一個內在的聲音問道。

「我怕死！」另一個聲音回答。

「那麼，『死』這個東西在哪裡呢？為何要如此驚慌？看看死亡的所在，死亡在哪裡？」

「哎呀！死亡就在我裡面！」

「若死亡在你裡面，那麼你還能逃去哪裡呢？若逃走，你會死；若待在這裡，也會死。無論到哪裡，它都跟著你，因為死亡就在你裡面，你根本無處可逃。無論你是否害怕，你都一樣會死。面對死亡，你無處可逃。」

當我想到這點，我的觀念似乎整個翻轉過來。一切恐懼完全消失，簡直是易如反掌，真是不可思議！那麼深的恐懼，竟然能如此輕易地消失！無畏取代了恐懼。當時我的心愈升愈高，彷佛置身雲端。

阿姜查禪師這種治療方式頗似現代心理治療中的暴露療法，確為治療恐懼症經典而有效的方法。簡單而言，就是不能逃避，怕什麼就去幹什麼。

善於忙碌

有一個學僧到法堂請示禪師道：「禪師！我常常打坐，時時念經、早起早睡、心無雜念，自忖在您座下沒有一個人比我更用功了，為什麼就是無法開悟？」

禪師拿了一個葫蘆、一把粗鹽，交給學僧說道：「你去將葫蘆裝滿水，再把鹽倒進去，使它立刻溶化，你就會開悟了！」

學僧依樣葫蘆，遵示照辦，過不多久，跑回來說道：「葫蘆口太小，我把鹽塊裝進去，它不化；伸進筷子，又攪不動，我還是無法開悟。」

禪師拿起葫蘆倒掉了一些水，只搖幾下，鹽塊就溶化了，禪師慈祥地說道：「一天到晚用功，不留一些平常心，就如同裝滿水的葫蘆，搖不動，攪不得，如何化鹽，又如何開悟？」

學僧：「難道不用功可以開悟嗎？」

禪師：「修行如彈琴，弦太緊會斷，弦太鬆彈不出聲音。保持平常心，不忘給自己留一點空隙，才能悟道。」

學僧終於有所領悟。

許多精神官能症患者就跟文中的學僧一樣，當醫生告訴他要「做點什麼」時。他覺得自己有點委屈，會跟醫生說：我平時很忙。的確，他們常用打麻將、旅遊散心、逛街購物等多樣化的娛樂使自己忙碌。但奇怪的是，白天忙的時候頭腦裡基本上「不會胡思亂想」，一到空閒下來和晚上，頭腦裡雜七雜八的念頭不知從哪裡冒出來。

這其實是一種瞎忙，這種忙碌用患者的話來說叫「轉移注意力」，屬心理學上的「中和思維」，對輕度的焦慮和強迫或許有暫時效果，從長遠來看，可能是有害的。因為，多樣化的娛樂就像是麻醉劑，麻醉時間一過，空虛感又會來襲。換句話說，這種方法的本質是對「念頭」的壓制、逃避，以另一種刺激代替原來的刺激，是無效的。正如：

克契禪師個性隨和，遇事盡可能不去麻煩別人，就連修行，也是一個人默默地進行。一天，佛光禪師問他說：「你來我這兒也有十二個年頭了，有沒有什麼問題呢？要不要坐下來聊聊啊？」

克契連忙回答：「禪師您已經很忙了，學僧怎好隨便打擾呢？」

時光荏苒，歲月如梭，一晃又是三個秋冬。

這天，佛光禪師在路上碰到克契，又有意點化他，主動問道：「克契啊！你在參禪修道上可曾遇到些什麼問題？」

克契答道：「禪師您那麼忙，學僧不好耽誤您的時間！」

一年後，克契經過佛光禪師的禪房外，禪師再對克契說道：「克契，你過來，今天我有空，不妨進禪室來談談禪道。」

克契趕忙合掌作禮，不好意思地說：「禪師很忙，我怎能隨便浪費您的時間呢？」佛光禪師知道克契過分謙虛，再怎樣參禪，也是無法開悟的。於是等到佛光禪師再次遇到克契時，便對他說：「學道坐禪，要不斷參究，你為何老是不來問我呢？」

只見克契仍然應道：「老禪師，您忙，學僧實在是不敢打擾！」

這時，佛光禪師大聲喝道：「忙！忙！我究竟是為誰在忙呢？除了別人，我也可以為你忙呀！」佛光禪師這一句「我也可以為你忙」的話，頓時驚醒了克契：忙不過是逃避的藉口，不知道自己哪裡不明白，不在不明白處仔細探究是阻礙禪修精進的石頭。

精神官能症患者就像克契一樣，越逃避就越治不好。因此，我們一方面要在忙碌的同時，「給自己留一點空隙」，讓自己有機會「觀照」或「擁抱」頭腦中的念頭。另一方面要善於忙碌。

有人說，生活中有兩種人：一類是躺著過日子，一類是站著幹工作。躺著過日子的人，自感到身體舒服，可寶貴的生命卻在舒服之中失去了光澤，做人的精神卻在舒服之中消磨了銳氣。站著工作的人，付出代價，而生命卻在付出中換來了輝煌，精神卻在付出中換來了不朽。就我們臨床所見，這類躺著過日子的人容易患精神官能症。

曾經有人做了一個調查，「中了五百萬大獎，你會做什麼？」大部分人的回答是「辭職」。有趣的是，如果追問他們辭職後想做什麼，大部分人的回答又會統統回到做自己喜歡的事上。從這個角度看，善於忙碌是做自己甘心忙碌的工作。有人說過：「工作如果是快樂的，那麼人生就是樂園；工作如果是被迫的，那麼人生就是地獄。」能從工作中找到樂趣，就是善於忙碌。用人本主義心理學家馬斯洛的話說：「一流的家庭主婦比二流的教授更接近自我實現」。這種「自我實現」的人當然也就更少患精神官能症了。用許又新教授的話說：「當您什麼時候找到一件做起來比懷疑身體有病更有意義時，您的病就好了。」簡單地說，**專注地做自己喜歡的、有意義的事就是「善於忙碌」**。

第八十四個煩惱

有位農夫曾經到佛陀跟前傾訴他的煩惱。他告訴佛陀務農的工作有多麼困難，無論是雨季或乾旱都會帶來各種問題。他也告訴佛陀雖然他很愛自己的太太，但還是不能忍受她的缺點。同樣地，他雖然很愛他的孩子，不過他們仍然無法令他完全滿意。他問佛陀這些問題要如何解決。

佛陀答道：「很抱歉，我無法幫助你。」

「這話是什麼意思？你不是一名偉大的導師嗎！」農夫如此斥責佛陀。

佛陀答曰：「先生，事情是這樣的，所有的人類都有八十三種煩惱。其中有些煩惱也許偶爾會突然不見了，但很快又會生起其他的煩惱。因此，我們永遠都有八十三種煩惱。」

農夫的反應非常憤怒：「那你那一大套的說法又有什麼用？」

佛陀答曰：「我的法雖然無法解決這八十三種煩惱，不過也許能舒解第八十四個煩惱。」

農夫問道：「第八十四個煩惱是什麼？」

佛陀答曰：「第八十四個煩惱就是我們根本不想有任何煩惱。」

用認知療法治療家的觀點看，支撐農夫這個錯誤想法的功能失調性假設是：人生應該是沒有痛苦的。精神官能症者也是如此，他們「不想失眠」、「不想疼痛」、「不想工作」、「不想與ＸＸ來往」、「想快樂」、「想賺錢」、「想有面子」等等。結果是，越抗拒煩惱越多，越想要越是得不到。因為，「諸受皆苦」，我們抗拒什麼就會強化什麼；同樣，「外重則內拙」，過分期待結果就會讓自己緊張，無法安住當下。

那怎麼辦呢？佩瑪．丘卓說過的一則故事可以為我們提供解決之道：

佩瑪．丘卓有一位童年結交的友人，總是重複地夢見自己在一棟大房子裡被一些兇猛的怪獸追趕。每當她關上身後的一扇門，怪獸就會立刻將門打開而令她驚恐萬分。佩瑪問她這些怪獸到底是什麼模樣，她這才發現自己從未正眼看過它們。

後來她又做起這個惡夢時，心態卻有了改變；她不再躲避這些怪獸，反而轉過頭來看著它們。雖然它們看起來是那麼巨大而恐怖，卻沒有攻擊她；它們只是不停地跳上跳下。她湊上前去看著它們，那些色彩鮮豔的立體怪獸竟然縮成了黑白的平面體。她從夢中醒來，從此再也沒做過那個惡夢了。

精神官能症者也是如此，由於總想把心中的焦慮、恐懼等「怪獸」推開，它們才變得越來越逼真。只要我們能看透這股抗拒力，人生就變得有解了。我們不妨在遇到想逃避的情境時問一下自己：「這是什麼？」然後試著安住在當下的經驗之中。如果你的心飄走了，把它拉回來，再問一次自己這個問題。

心靜自然涼

巴楚仁波切聽說有一個著名的隱士以長久的隱居和苦修聞名，於是他決定去拜訪一下那位隱士。

巴楚仁波切好不容易才找到那個幽暗曲折、顯然是經過刻意挑選的洞口，臉上不由得泛起一絲諷刺的苦笑。他向洞內張望。

「你是誰？」一個聲音從裡面傳來：「你從何處來？將往何處去？」

「我從我背後來，向我前面去。」巴楚一邊應答，一邊走進洞去，他看到一個古怪的隱士坐在裡面。

顯然，巴楚的調皮令他感到十分困惑。隱士接著問：「你在哪兒出生？」

「人世間。」巴楚答道。

隱士有些激忿了，他繼續詰問：「你叫什麼名字？」

「無作瑜伽士。」隱士的客人也繼續他的調侃。

緊接著巴楚仁波切天真地詢問隱士為何住在這偏遠的地方，這正是隱士禁不住透著驕傲準備好要回答的問題。「我已經在這兒住了二十年了，我正在修至高無上的忍辱波羅蜜！」「非常好！」巴楚應道。然後，他傾身向前彷彿是要向隱士透露些什麼一樣，耳語道：「不過像咱們這種老騙子實在是無法駕馭那種事的。」

隱士暴跳起來：「你是個什麼東西，膽敢跑來搗亂我的修行！是誰讓你來的？為什麼不讓我這謙卑的修行人安安靜靜地禪修？」

「好啦！老兄！」巴楚平靜地說：「現在，你的忍辱波羅蜜上哪兒去了呢？」

許多焦慮者、失眠者也是這樣，總在不停地責怪周圍的人或環境在干擾自己。最近有位患強迫症的高中學生來諮詢，說隔壁桌同學的寫字聲太大了，經常使他分心，實在受不了「似乎他們都是故意寫給自己聽似的」。另一位失眠者因忍受不了外面的聲音，在大熱天晚上要關著窗和門睡覺，不開空調和電扇，還說經常被鄰居家的空調聲吵醒。這就有些像上文中的隱士，自己心中不靜，到哪裡也一樣。正如四祖道信說：

外境本來就沒有好惡、美醜、靜鬧等等分別，所有的差異都是因自心而生。我們以自己的好惡為標準，外境才會出現差別。比如，我們認為污泥很髒，美麗的蓮花只有在污泥中才能生長；你若好心好意將泥鰍放在清水裡，牠只會死亡。我心若不起波瀾，煩惱又從何而生呢？心靈平靜如鏡，便能平等觀照外界一切，你就遍知無遺了。

儘管天上風雲變幻，你只要隨心自在，無須對治，自會風消雲散。

後記

精神官能症，既往亦稱神經官能症，現在稱為「心理疾患」，以「意識的心理衝突」和「精神痛苦」為核心表現，具有發病率高、復發率高、患者社會功能明顯減退等特點，嚴重影響著患者的生活品質，同時也為社會帶來沉重的負擔。近年來，隨著生活節奏的加快，升學、就業、工作壓力的增大、競爭加劇，以及個人對自我期望的提高，精神壓力也隨之增大，精神官能症的患病率呈上升的趨勢。據估計，在綜合醫院初診患者的分類中，多於三分之一的患者為軀體疾病，近三分之一的患者為心理疾病（精神官能症），其餘三分之一的患者為與心理因素密切相關的心身疾病。與其他具高患病率的疾病相較之下，精神官能症的漏診率很高。據估計，百分之九十以上的精神官能症病人從未去精神科診治。因此，能充分認識和有效治療精神官能症，已成了我們重要的醫學課題和社會責任。

目前精神官能症治療的主流方法分別為：心理治療和藥物治療。在普遍的醫療領域，利用精神科藥物治療的方式占了主導位置。許多心理治療方法雖然經證實有效，但由於大部分方法是引進和模仿西方理論、西方模式，與東方文化不甚匹配，且操作複雜，應用並不廣泛。大部分醫生們制式化地給予症狀相對應的處方藥物，如果一個病人在醫生面前哭泣，多數醫生都會開抗抑鬱藥。不可否認，精神科藥物許多時候確實不可思議的有效，這樣的藥效有時大到病人的整個性格都會轉變。與其他醫生一樣，我們也經常開精神科藥物，尤其是針對有嚴重精神症狀的病人。

可是，抗抑鬱藥和抗焦慮藥等精神科藥物不像抗生素能澈底治癒細菌感染，它們並不能「根治」疾病，一旦停止治療，藥物的療效往往隨之消失，且復發機率高。這樣，即使最有效的藥物，都遠遠不是解決心理問題的理想方法。正如威爾．鮑溫在《不抱怨的世界》中尖銳地指出：「痛苦和不滿是我們心靈旅程的必經部分，否定它們便是否定成長。可是，醫藥產業卻藉人生中必有的苦惱和不滿謀利，研製出一大堆抗抑鬱、抗焦慮藥物，設法麻痺我們，使我們感覺不到苦惱和不滿。」目前常用的心理治療方法亦是如此，對於暫時緩解精神障礙的某些症狀是有效的，卻不能提升生活上的滿足感或增進幸福感。

因此，在實行經典的藥物治療和心理療法之外，醫患雙方都未曾停止尋找精神官能症的其他療癒之道。例如，美國精神醫學家阿方索．凱斯在六〇年代，融合了西方現象學以及東方宗教（瑜伽、密宗和禪學）的理念、技巧，創立了一種治療精神官能症的綜合療法——精神和諧學的療法。一九九七年，哈佛大學的一項研究指出，大部分患有抑鬱、焦慮症狀的美國人都寧願選擇「另類和補充」療法，而不是傳統的心理或藥物療法。

近年來，我們在精神官能症的臨床研究中展開了正念禪修及閱讀禪學故事、語錄，或詩偈等禪療方法，發現禪學療法在減少藥物的用量、縮短病程、促進患者康復上，都大有幫助；而輕症患者則可以單獨使用禪療方法。

有鑑於此，在緊密結合精神官能症臨床經驗的基礎上，我們更是反覆研讀與精神官能症有關的禪學文獻，本著以「古為今用、洋為中用」的原則編寫《精神官能症的禪療之道》，希望對提高精神官能症的治療效果有所裨益。

儘管本書是一部系統論述精神官能症禪學治療的專著，但並不是教你追求特殊的開悟境界，不企圖達成有別於當下的意識狀態，不參公案或話頭，更不主張透過專注禪定引發三昧之境。而是幫助修習者保持著感官的開放，留意身心在每個當下的反應與變化，逐漸增強對身體的覺知力，能更細微地覺察意識底層的焦慮感和緊縮傾向，學習如何對瞬息萬變的思維活動進行辨識，領悟人生、人性、健康、疾病等各方面的禪學觀點，以看破那些在早期養成過程中所種下的錯誤信念和方法，突破這些根深蒂固的制約行為，學會「正念」地、「智慧」地活在「此時此地」之中。

此外，本書是在參加全國第十五批博士服務團援疆期間所著，得到了各方的高度支持和重視。浙江省台州醫院精神衛生科醫生和新疆阿拉爾醫院心身科醫生，為書稿的最終完成付出了辛勤勞動，在此一併感謝。

包祖曉

與自己和解：

包祖曉醫師教你換位思考，重新擁抱自己，找回身心靈的平靜與健康

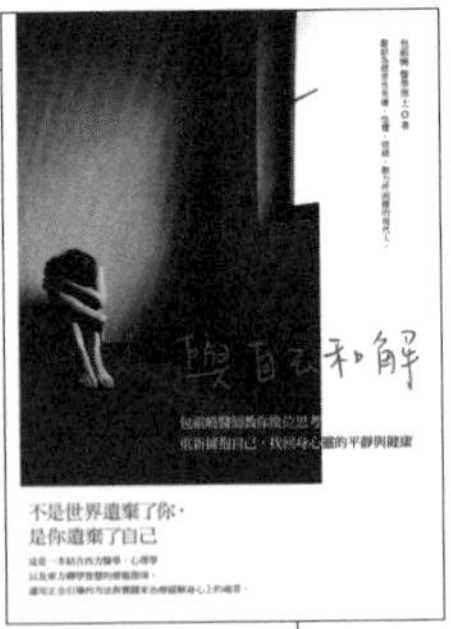

作者　包祖曉
發行人　林敬彬
主編　楊安瑜
編輯　林奕慈
內頁編排　方皓承
封面設計　陳語萱
編輯協力　陳于雯、丁顥維

出版　大都會文化事業有限公司
發行　大都會文化事業有限公司
11051台北市信義區基隆路一段432號4樓之9
讀者服務專線：（02）27235216
讀者服務傳真：（02）27235220
電子郵件信箱：metro@ms21.hinet.net
網　址：www.metrobook.com.tw

郵政劃撥　14050529 大都會文化事業有限公司
出版日期　2018年8月初版一刷
定價　380元
ISBN　978-986-96238-8-9
書號　Health+123

Metropolitan Culture Enterprise Co., Ltd
4F-9, Double Hero Bldg., 432, Keelung Rd., Sec. 1, Taipei 11051, Taiwan
Tel:+886-2-2723-5216　Fax:+886-2-2723-5220
Web-site:www.metrobook.com.tw　E-mail:metro@ms21.hinet.net

◎本書由華夏出版社授權繁體字版之出版發行。

國家圖書館出版品預行編目（CIP）資料

與自己和解：包祖曉醫師教你換位思考，重新擁抱自己，找回身心靈的平靜與健康 / 包祖曉著. -- 初版. -- 臺北市：大都會文化, 2018.08
320 面；17x23公分. -- (Health；123)
ISBN 978-986-96238-8-9(平裝)
1.精神官能性疾病 2.心靈療法
415.99　107009853

大都會文化　讀者服務卡

書名：與自己和解:包祖曉醫師教你換位思考，重新擁抱自己，找回身心靈的平靜與健康

謝謝您選擇了這本書！期待您的支持與建議，讓我們能有更多聯繫與互動的機會。

A. 您在何時購得本書：______年______月______日

B. 您在何處購得本書：____________書店，位於____________(市、縣)

C. 您從哪裡得知本書的消息：

1.□書店　2.□報章雜誌　3.□電臺活動　4.□網路資訊

5.□書籤宣傳品等　6.□親友介紹　7.□書評　8.□其他

D. 您購買本書的動機：（可複選）

1.□對主題或內容感興趣　2.□工作需要　3.□生活需要

4.□自我進修　5.□內容為流行熱門話題　6.□其他

E. 您最喜歡本書的：（可複選）

1.□內容題材　2.□字體大小　3.□翻譯文筆　4.□封面　5.□編排方式　6.□其他

F. 您認為本書的封面：1.□非常出色　2.□普通　3.□毫不起眼　4.□其他

G. 您認為本書的編排：1.□非常出色　2.□普通　3.□毫不起眼　4.□其他

H. 您通常以哪些方式購書：(可複選)

1.□逛書店　2.□書展　3.□劃撥郵購　4.□團體訂購　5.□網路購書　6.□其他

I. 您希望我們出版哪類書籍：（可複選）

1.□旅遊　2.□流行文化　3.□生活休閒　4.□美容保養　5.□散文小品

6.□科學新知　7.□藝術音樂　8.□致富理財　9.□工商企管　10.□科幻推理

11.□史地類　12.□勵志傳記　13.□電影小說　14.□語言學習（____語）

15.□幽默諧趣　16.□其他

J. 您對本書(系)的建議：

____

K. 您對本出版社的建議：

____

讀者小檔案

姓名：____________ 性別：□男　□女　生日：____年____月____日

年齡：□20歲以下 □21～30歲 □31～40歲 □41～50歲 □51歲以上

職業：1.□學生 2.□軍公教 3.□大眾傳播 4.□服務業 5.□金融業 6.□製造業

7.□資訊業 8.□自由業 9.□家管 10.□退休 11.□其他

學歷：□國小或以下 □國中 □高中／高職 □大學／大專 □研究所以上

通訊地址：______________________________

電話：（H）____________（O）____________ 傳真：____________

行動電話：____________ E-Mail：________________

◎謝謝您購買本書，歡迎您上大都會文化網站（www.metrobook.com.tw）登錄會員，或至 Facebook（www.facebook.com/metrobook2）為我們按個讚，您將不定期收到最新的圖書訊息與電子報。

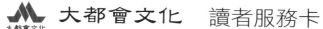

與自己和解

包祖曉醫師教你換位思考
重新擁抱自己，找回身心靈的平靜與健康

北區郵政管理局
登記證北臺字第9125號
免 貼 郵 票

大都會文化事業有限公司
讀 者 服 務 部 收

11051臺北市基隆路一段432號4樓之9

寄回這張服務卡〔免貼郵票〕
您可以：
◎不定期收到最新出版訊息
◎參加各項回饋優惠活動

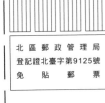

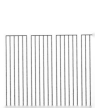